# A Massagem Sentada

A Arte Tradicional de Acupressão: AMMA

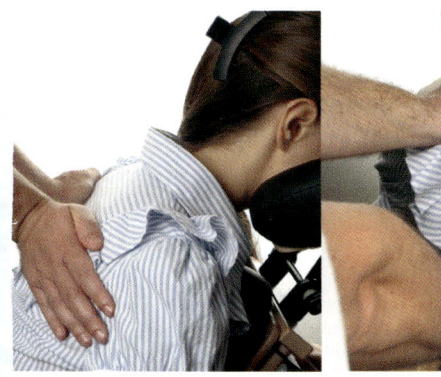
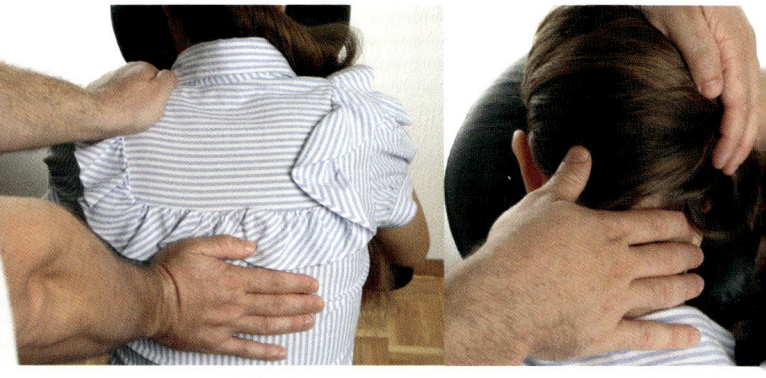

Tony Neuman

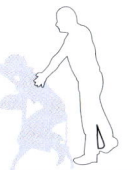

# A Massagem Sentada

## A Arte Tradicional de Acupressão: AMMA

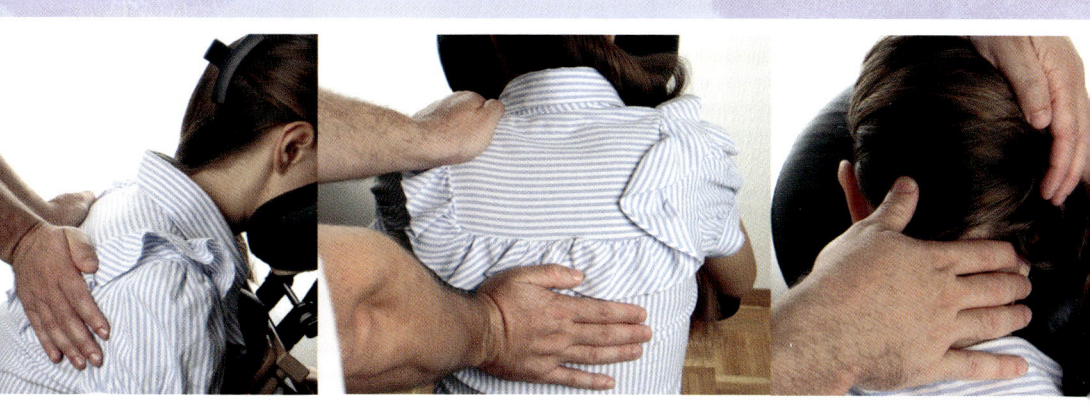

*Tradução:*
Renata Cordeiro

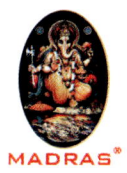

Madras®

Publicado originalmente em francês sob o título *Le massage assis – L'art traditionnel japonais d'acupression: amma* por Éditions Jouvence.
© 1999, 2006, Éditions Jouvence.
Direitos de edição e tradução para todos os países de língua portuguesa.
Tradução autorizada do francês.
© 2019, Madras Editora Ltda.

*Editor:*
Wagner Veneziani Costa

*Produção e Capa:*
Equipe Técnica Madras

*Tradução:*
Renata Cordeiro

*Revisão Tradução:*
Idalina Lopes

*Revisão:*
Adriane Gozzo
Isabel Ribeiro
Tânia Damasceno

---

**Dados Internacionais de Catalogação na Publicação (CIP)**
**(Câmara Brasileira do Livro, SP, Brasil)**

Neuman, Tony
A massagem sentada: a arte tradicional de acupressão: AMMA/Tony Neuman; tradução Renata Cordeiro. – 7. ed. – São Paulo: Madras, 2019.
Título original: Le massage assis.

ISBN 978-85-370-0621-4

1. Acupressão 2. Massagem - Métodos 3. Massagem terapêutica 4. Mercado de trabalho I. Título.

    10-07729          CDD-615.822

    Índices para catálogo sistemático:
    1. Massagem terapêutica na cadeira: Terapia alternativa 615.822

---

É proibida a reprodução total ou parcial desta obra, de qualquer forma ou por qualquer meio eletrônico, mecânico, inclusive por meio de processos xerográficos, incluindo ainda o uso da internet, sem a permissão expressa da MADRAS Editora, na pessoa de seu editor (Lei nº 9.610, de 19.2.98).

Todos os direitos desta edição, em língua portuguesa, reservados pela

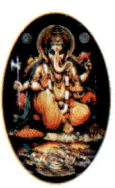

**MADRAS EDITORA LTDA.**
Rua Paulo Gonçalves, 88 – Santana
CEP: 02403-020 – São Paulo/SP
Caixa Postal: 12183 — CEP: 02013-970
Tel.: (11) 2281-5555– Fax: (11) 2959-3090
www.madras.com.br

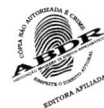

# Índice

Prefácio .................................................................................. 7
O que é a Massagem Sentada? ............................................... 11

## PRIMEIRA PARTE

Os Diferentes Aspectos da Massagem Sentada ................... 19
    O Toque ............................................................................ 19
    Raízes e Asas .................................................................... 25
    O Serviço .......................................................................... 29
    A Relação Terapeuta-Paciente ......................................... 31
    O *Kata* .............................................................................. 37
    Precauções Preliminares ................................................... 45
    A Cadeira ......................................................................... 52

## SEGUNDA PARTE

A Prática ............................................................................... 53
    Sequência de Abertura ..................................................... 53
    Ombro .............................................................................. 55
    Pontos no Ombro ............................................................. 58
    Braço ................................................................................ 62
    Parte Externa do Antebraço ............................................. 65
    Costas da Mão .................................................................. 69
    Parte Interna do Antebraço .............................................. 73
    Palma da Mão ................................................................... 75
    Dedos ................................................................................ 77
    Alongamento do Braço .................................................... 80
    Costas ............................................................................... 82
    Quadris ............................................................................. 85
    Escovadela em Cascata .................................................... 87
    Nuca: primeira parte ........................................................ 87

Nuca: segunda parte ............................................................ 90
Alongamento da Nuca............................................................ 93
Couro Cabeludo ................................................................... 94
Sequência de Encerramento............................................... 96
Percussões Finais................................................................ 101

### TERCEIRA PARTE

O *Marketing* e a Deontologia da Massagem Sentada ........ 105
    Massagem Sentada e Comércio ...................................... 105
    Visão................................................................................... 110
    O Discurso do Elevador .................................................... 112
    Preparar-se Bem ................................................................ 113
    Uma Grande Qualidade..................................................... 114
    Divirta-se............................................................................ 116
    4, 3, 2, 1 ............................................................................. 117
    Quem Paga? ....................................................................... 119
    Estatísticas.......................................................................... 124
    Demonstrações Gratuitas .................................................. 127
    Estabelecimento de um Plano de Trabalho ..................... 129
    Criar o Seu Próprio Mercado ........................................... 132
    O Valor do Fracasso ......................................................... 137
    Diversidade dos Mercados ............................................... 140

Conclusão................................................................................. 149
    Epílogo ............................................................................... 150
    Alguns Depoimentos......................................................... 153

# Prefácio

Dissemos "sim" a Tony tão logo o seu livro chegou às nossas mãos; tudo nos agradava na sua obra: a originalidade desse estilo de massagem, o entusiasmo comunicativo do autor, suas qualidades relacionais, sua ética profissional, sua maneira de conceber e de propagar o método que ele pratica, etc.

Tal como ensina Tony, a massagem sentada é de fato um método bastante atual:

- reconecta o indivíduo consigo mesmo, com o seu corpo, com os outros, com o seu meio ambiente;
- provoca um curto-circuito nos principais obstáculos à massagem de hoje;
- é praticada com a pessoa sentada, vestida;
- só leva 15 minutos;
- é geralmente praticada no local de trabalho;
- custa pouco;
- pode ser praticada em qualquer lugar: na empresa, na rua, na praia, nos parques e jardins públicos, num barco, etc.;
- permite, portanto, àquele que assim o deseja, tornar-se profissional da massagem com um investimento mínimo: uma cadeira de massagem, um celular e pronto! No momento em que a imprensa fala dos "novos nômades", a massagem sentada dá a possibilidade àquele que a pratica de ganhar a vida, viajando para todos os lugares do mundo;
- faz com que o mental interfira pouco: Tony ensina o *kata* — a série de gestos a executar —, mas não desenvolve voluntariamente as explicações teóricas acerca dos pontos de acupuntura

tocados e dos seus efeitos. Essa massagem pretende ser, realmente, não terapêutica, quanto menos aquele que a pratica intelectualiza aquilo que faz, mais pode ficar presente ao outro, à relação, à sensação;

- respeita um código ético: Tony insiste muito na deontologia da massagem sentada, que decorre do próprio espírito em que é praticada.

A massagem sentada pode ser facilmente trocada com muitos serviços e produtos e, portanto, não é simplesmente uma técnica de massagem a mais. Para aqueles que assim o desejam, tal massagem pode também desenvolver uma ferramenta relacional, uma arte de viver, um meio de ganhar a vida de maneira independente, móvel, nas mais variadas áreas de trabalho. Tony foi massagista de estrelas de cinema, bem como de músicos em turnê, em grandes hotéis ou em cruzeiros, em salões e exposições, etc.

Do mesmo modo, aquele ou aquela que não pretende fazer desse tipo de massagem a sua profissão dispõe de um método que pode ser facilmente utilizado com a família, os "chegados" e os amigos: não há necessidade de mesas de massagem, de óleos, nem de uma ou duas horas à disposição; uma massagem sentada pode ser feita praticamente em qualquer lugar, a qualquer hora.

Portanto, o que Tony nos apresenta nas páginas que se seguem é um conceito global de que cada leitor tomará o que satisfaz às suas necessidades, deseje ele praticá-la na vida privada ou profissional. A última parte da obra, "O *Marketing* e a Deontologia da Massagem Sentada", que contém excelentes conselhos práticos, foi especialmente concebida para aqueles, cada vez mais numerosos, que querem se tornar profissionais desse tipo de massagem.

Boa leitura!

*O Editor*

# Introdução

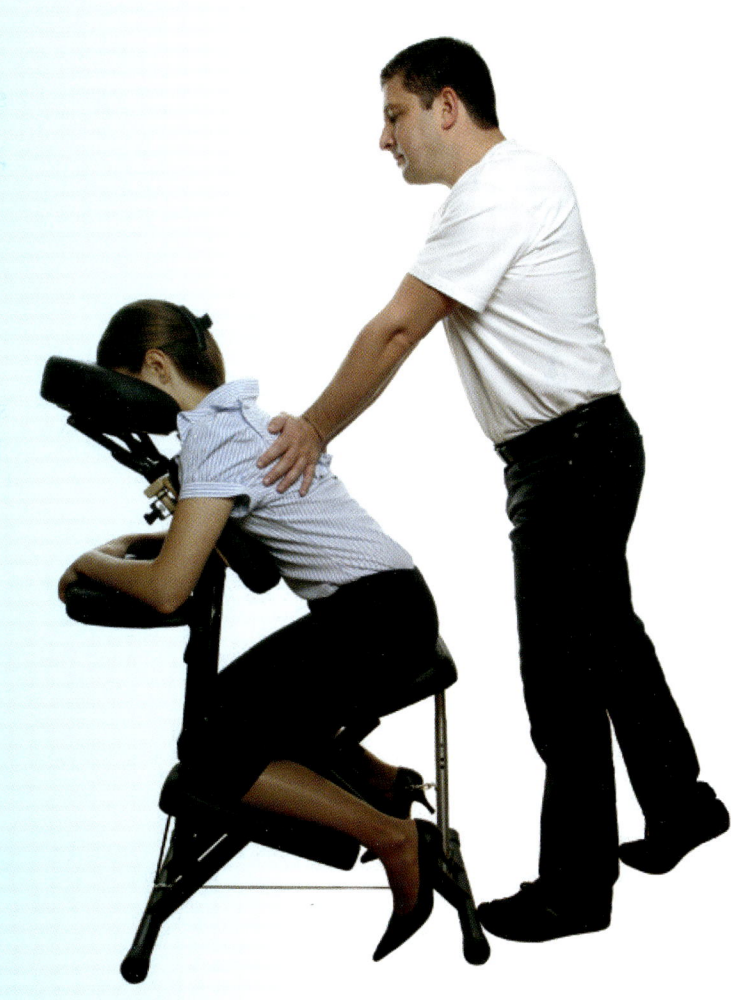

# O que é a Massagem Sentada?

*"Dê-me uma alavanca e um ponto de apoio, e eu levantarei o mundo."*
ARQUIMEDES

Desde o começo da história, o homem percebeu que, com a ajuda de uma ferramenta básica nas mãos, ele poderia realizar grandes coisas e mudar o mundo à sua volta. Arquimedes sabia que, com a ajuda de uma simples alavanca, poderia levantar o mundo. No que me diz respeito, estou convencido de que, com essa ferramenta simples, que é uma cadeira de massagem, o homem pode mudar profundamente a relação que a sociedade tem com o toque.

Entramos numa nova era, num período da história marcado por enormes rupturas. Afundamos a mil por hora na era da informação, e as pessoas levam mais do que nunca uma vida cerebral. Computadores, televisão, rádio, revistas, jornais, livros e *outdoors*: somos permanentemente bombardeados com informações que, de uma maneira ou de outra, devem ser digeridas. Por conseguinte, leva-se uma vida cerebral — desconectada do corpo — durante a maior parte do dia. O lado esquerdo do cérebro está desconectado do direito, nossa cabeça está desconectada do corpo. Estamos desconectados de nós mesmos e dos outros; de nosso sistema político, como demonstra a baixa taxa de participação nas eleições; de nossas comunidades — muitos de nós nem mesmo conhecem os vizinhos; de nossas famílias, como indica a alta taxa de divórcios. E estamos desconectados de nosso planeta, como provam as altas taxas de poluição.

O resultado de todas essas desconexões é o surgimento de uma sensação sutil, subjacente, de solidão e de alienação. As pessoas procuram desesperadamente algo, mas não sabem realmente o quê. Não conseguem definir com precisão a razão pela qual sentem essa sensação aguda de insatisfação, que, no entanto, está sempre presente, subsistindo em algum lugar num recanto de seu psiquismo. Nessas condições, muitas dessas pessoas se esforçam para preencher esse vazio — engendrado pela falta de conexão — com carros, máquinas eletrônicas, férias. Mas, quando se obtém algo, a procura por outra coisa recomeça — um ciclo infindável de consumismo para alimentar uma fera sempre esfomeada. Por isso não é surpreendente que as pesquisas sobre o toque efetuadas nos cafés por toda a parte do mundo tenham mostrado que as pessoas dos países menos privilegiados têm mais contatos físicos que as dos países ricos. Parece que o toque desempenha um papel essencial no nível da saúde e do bem-estar mental e psíquico de cada um. O toque é a manifestação física da conexão. É possível ter a sensação de conexão com outra pessoa por causa de certa compreensão mútua, mas o toque é a manifestação concreta da conexão. Cria a conexão.

É esse, hoje, o papel primordial da massagem sentada em nossa sociedade. Quanto mais as pessoas tiverem acesso a um toque de efeitos benéficos, mais terão a sensação de reconexão consigo mesmas. Quinze minutos de toque estruturado praticado regularmente podem ter enormes efeitos positivos. O lado esquerdo do cérebro começa, então, a se comunicar com o lado direito, e a cabeça reconecta-se com o corpo. É estabelecido um contato mais estreito consigo mesmo e com os outros. Há, então, tenho certeza disso, um efeito de arrebatamento, e as pessoas unem-se mais à comunidade, à sociedade e ao planeta. Pude constatar que os indivíduos mais "duros" ficavam doces quando recebiam uma massagem sincera e terna e depois iam espalhar essa doçura à sua volta. Como disse Madre Teresa: "Não podemos realizar grandes coisas nesta Terra. Só podemos realizar pequenas coisas com um grande amor".

É nesse espírito que a cadeira e a sequência que a acompanha não são nada menos do que a alavanca que pode levantar o mundo, o veículo que pode dar a força necessária para mudar radicalmente a sociedade num sentido positivo. A razão pela qual ouso adiantar uma afirmação também espetacular é que a cadeira e a abordagem que a ela está associada constituem o meio mais eficaz de tornar o toque acessível ao maior número de pessoas. O dilema é o seguinte: mesmo que um bom número de pessoas deseje beneficiar-se de um contato físico, na realidade, consciente ou inconscientemente, poucas dentre elas se favorecem, num ritmo regular, dos benefícios de um toque estruturado. Na verdade, a massagem, em sua forma mais comumente proposta hoje em dia, apresenta muitos inconvenientes para a maioria das pessoas. É preciso grande motivação para tirar o telefone do gancho e ligar para um massagista. Marcar uma hora, ir ao consultório do massagista, tirar a roupa, gastar uma hora do seu tempo, ser tocado no corpo todo por um desconhecido e gastar o que é geralmente considerado uma quantia muito importante na sessão; tudo isso pede um compromisso consequente.

No mundo de hoje, as pessoas não têm (ou não querem ter) tempo para cuidar de si mesmas. Esfalfam-se o dia todo, depois só querem uma coisa: voltar para casa para reencontrar a família, preparar o jantar ou passar o tempo com os filhos. Não conseguem encontrar boas razões para largar o trabalho por uma ou duas horas a fim de receber uma massagem. Além do mais, uma hora de massagem é ainda cara, com razão, diga-se de passagem, pois é uma atividade difícil: o massagista consagra uma hora de seu tempo a um só cliente, o que legitima o preço.

O primeiro gasto que as pessoas menos abastadas cortam é tudo o que está relacionado com o bem-estar pessoal. Ficam sabendo do preço de uma hora de massagem, pesam-no com todas as suas outras necessidades e, infelizmente, optam, na maioria das vezes, por renunciar a ela. Têm tendência a esperar que alguma coisa "quebre" antes de tentar "repará-la".

Para outras, é geralmente a perspectiva de se verem nuas e vulneráveis na frente de alguém de quem não sabem sequer o nome que as desencorajam. Enfim, para outras, é antes de tudo a conotação sexual associada à massagem que apresenta o maior obstáculo. Os massagistas profissionais têm sofrido enormemente com o problema da prostituição proposta ao abrigo de "pseudomassagens". As pessoas vêm, cada vez mais, tomando consciência da diferença entre a massagem autêntica e a prostituição, mas ainda será preciso tempo antes que o mal seja reparado. Outras tiveram a experiência de um contato físico maléfico num momento de sua vida e, portanto, desconfiam do toque em geral. Outras, enfim, hesitam unicamente porque a massagem se dá num ambiente fechado, numa atmosfera de mistério que lhes desencadeia a imaginação.

A massagem sentada procura eliminar todos esses obstáculos. Em nossa vida moderna trepidante, as pessoas têm duas vezes menos tempo, duas vezes menos dinheiro e duas vezes mais estresse. O obstáculo do *tempo* é um problema real. Dispomos de um número impressionante de aparelhos que permitem ganhar tempo nesse mundo *high-tech,* e, no entanto, as pessoas não param de se queixar de falta de tempo. Todas estão extremamente ocupadas. Uma hora numa mesa de massagem (sem contar o transporte) é simplesmente inconcebível para muitas pessoas.

Dado que a massagem sentada dura só 15 minutos, ela é muito mais acessível à pessoa ocupadíssima. Praticamente todos podem intercalar uma pausa de 15 minutos no emprego do tempo, por mais absurdo que isso seja. Esse tipo de massagem foi especialmente concebido para achar seu espaço durante a pausa para o cafezinho de um empregado. Como a proposta é de ser efetuada no local de trabalho, o empregado não perde tempo algum nos transportes e só passa na verdade 15 minutos fora do escritório. Quinze minutos uma vez por semana são muito mais benéficos que uma hora inteira a cada seis meses, o que é geralmente a regra para a massagem na mesa nesses tempos tão cheios de afazeres.

Alguns dirigentes de empresas estão pouco dispostos a autorizar que seus empregados saiam do escritório, nem que seja por 15 minutos, calculando que, quanto mais eles trabalharem, mais serão produtivos, mas não é isso o que ocorre. Estudos mostraram que é mais produtivo, a longo prazo, sair de frente do monitor a cada 20 minutos que ficar sentado na frente do terminal o dia todo. As pessoas têm capacidade de atenção limitada, e o cansaço provocado pelos computadores diminui enormemente a produtividade. Sempre me esforcei para que esses dirigentes compreendessem que não é o *número* real de minutos passados na frente de um monitor que conta, mas sim a *qualidade* desses minutos. Um empregado que recebe uma massagem sentada e que passa 7 horas e 45 minutos trabalhando à sua escrivaninha é mais produtivo que um outro que aí passa oito horas ininterruptas.

Estudos demonstraram que a massagem contribui para o aumento da acuidade mental e que reduz o estresse. Um empregado estressado comete erros que, no final das contas, tornar-se-ão caros para a empresa. Muitos dirigentes de empresas não percebem realmente o que os seus empregados fazem quando estão à escrivaninha.

Sim, é verdade, eles estão sentados com os olhos cravados no monitor, mas estão realmente trabalhando ou jogando no computador ou verificando o seu *e-mail*?

Um patrão que oferece a seus empregados esses maravilhosos presentes, que são o toque e o relaxamento, cria uma relação benéfica em vez da antagônica, que muito mais prevalece. Por conseguinte, o empregado tem menos razões para desperdiçar o tempo da empresa em atividades pessoais. Isso parece forçado, mas, na realidade, a falta de atenção de um patrão pode representar um problema real. Conversei com um número considerável de amigos que me revelaram que o patrão não se preocupava com eles ou não lhes dava mostras de nenhum respeito; conclusão: sentiam-se, desse modo, no direito de se distrair ou de telefonar na hora do trabalho. Inversamente, pessoas cujo patrão os trata bem e que lhes oferece regularmente massagens admitiram que estavam mais motivadas e trabalhavam com mais afinco por causa desse presente. Assim sendo, a produtividade pode ser verdadeiramente aumentada graças à introdução, numa empresa, de um programa de massagem sentada.

Outros clientes parecem preferir a possibilidade de "passar de improviso" em um massagista para uma massagem rápida. Apreciam mais uma sessão de 15 minutos entre o trabalho e a vida familiar. Um pouco por todos os lugares do mundo, vemos cada vez mais a inauguração de centros de massagem sentada, onde é possível receber uma massagem de 15 minutos durante a pausa do almoço numa loja de franquia de uma galeria comercial, o que deixa tempo para o almoço e para chegar na hora para a retomada do trabalho.

Exijo um mínimo de quatro pessoas para fazer massagens num escritório, mas tive uma vez um cliente que gostava tanto da sessão de 15 minutos, que pagava o equivalente a quatro sessões para ter sua massagem. Ele compreendia que eu precisava, por razões profissionais evidentes, de um mínimo de quatro clientes para um serviço em domicílio e estava mais do que feliz de pagar quatro vezes o preço normal para receber o que desejava: simplesmente uma pequena massagem de relaxamento toda semana no seu escritório.

A *motivação* é um aspecto importante dos programas destinados aos empregados. Muitas empresas oferecem a seus empregados matrículas gratuitas em academias de ginástica com o intuito de mantê-los com boa saúde, mas ir para uma sala de ginástica requer forte motivação. Por conseguinte, essas ofertas são o mais das vezes inutilizadas. A massagem sentada não precisa de motivação alguma. Na verdade, quanto *menos* se fizer, *mais* o tratamento será benéfico. Pelo contrário, esse tipo de massagem contribui para estimular a motivação. Uma pessoa que sofre de excesso de peso ou que fume pode encontrar nessa massagem a motivação para fazer exercícios ou para parar de fumar ao se conectar mais com o próprio corpo. Pode começar por essa massagem e acabar por ter vontade de fazer ginástica. Um fumante pode, num primeiro momento, esforçar-se para se reconectar com o seu corpo, depois começar a considerar a possibilidade de parar de fumar a fim de cuidar melhor de si mesmo.

*O dinheiro, o dinheiro, o dinheiro.* Dizem que o dinheiro não passa de ilusão, mas, na verdade, o custo de uma hora de massagem pode representar um obstáculo muito real. Alguns tomam consciência do valor de uma massagem corporal completa e estão dispostos a pagar qualquer preço para ser massageados toda semana, mas trata-se apenas de uma minoria. Um massagista que vive graças à sua mesa de massagem é obrigado a fixar semelhantes tarifas, ainda que para garantir um padrão de vida modesto. Mas um número considerável de clientes não se dá realmente conta (ou é a sua última preocupação) do custo de uma salinha.

Costuma-se dizer que uma hora de massagem é cara demais e que o cliente não tem meios para se permitir isso. Todavia, geralmente, só se trata de uma questão de prioridades. Um dia, eu estava discutindo num bar essa questão com um amigo, e ele me explicava que não podia se permitir uma hora de minha massagem. Eu, então, peguei a pequena pilha de bolachas que estava na frente dele e percebi que o preço acumulado de todas as suas consumações (cervejas e vinho) ultrapassava o custo médio de uma hora de massagem. E tratava-se, no caso, de uma atividade regular para ele. Assim, raramente, é um problema de meios financeiros, mas sim uma questão de prioridades: o cliente prefere gastar sua renda disponível em outra coisa. A ideia segundo a qual a massagem é um *luxo* representa um obstáculo considerável na cabeça de muitas pessoas. Nessas condições, a massagem sentada é uma ferramenta essencial que contribui para informar as pessoas sobre o valor e a importância de um toque estruturado e regular em sua vida. Essa massagem é muito acessível: custa geralmente de quatro a cinco vezes menos que uma massagem na mesa. Desse modo, põe fim no mito de que a massagem é um luxo. O capítulo intitulado "O *Marketing* e a Deontologia da Massagem Sentada" vai explorar em detalhes esse aspecto das coisas.

A conotação sexual associada à massagem é um outro grande obstáculo entre o cliente (ou cliente potencial) e o massagista. É importante pôr-se no lugar do público. Nós, os massagistas profissionais, compreendemos, é claro, a diferença entre uma massagem sexual e uma massagem não sexual, mas a profissão do toque tornou-se tão complexa que quase não nos surpreende que o público seja tomado pela confusão. As prostitutas costumam usar a massagem para encobrir suas atividades, e o verdadeiro massagista paga o preço. Na verdade, a simples *percepção* da massagem como sexual impede que muitas pessoas abram suas mentes às possibilidades do toque estruturado e ao vasto universo que ele representa. A massagem sentada elimina esses obstáculos ao tirar a massagem dos espaços fechados, onde é praticada, para propor a prestação de toques à vista de todos.

A massagem sentada é, sob vários pontos de vista, uma *massagem que é vista como se fosse um espetáculo*. Contrariamente à massagem na mesa, em geral praticada numa sala ou privadamente, a massagem sentada é praticada em lugares públicos, como feiras, parques, praias ou escritórios, sala de conferências que pode ter uma divisória vitrificada, etc., o que permite aos espectadores externos observar a massagem. Essa transparência contribui para tornar a massagem psicologicamente aceitável para as camadas cada vez maiores da população.

As pessoas, para as quais o fato de estar sem roupa é constrangedor e que se sentem expostas e vulneráveis na situação de uma massagem tradicional, sentem-se mais em segurança na cadeira de massagem, pois a recebem com roupas e num lugar em que todos podem ver o que se passa. Tais pessoas podem, portanto, relaxar mais facilmente porque estão seguras, nessas condições, de não serem vítimas de um gesto desvirtuado.

Muitos homens e mulheres são mais ou menos complexados e se recusarão a deixar-se massagear caso isso implique mostrar o corpo, principalmente a um massagista que não conhecem. A relação que se estabelece na massagem é, sem dúvida, o tipo de relação mais íntima, com exceção das relações sexuais. Muitos homens não aceitarão ser massageados na mesa por um outro homem; isso os obrigaria a enfrentar a sua sexualidade de maneira direta demais, coisa que eles sem dúvida não querem. Várias pessoas foram vítimas de abusos sexuais e não suportam ser tocadas por um outro homem ou por outra mulher. As mulheres que foram abusadas sexualmente, sem dúvida, se recusarão a ser tocadas por um homem de maneira íntima, como na massagem na mesa, ao passo que se sentirão mais confiantes na cadeira.

O que é particularmente interessante, em se tratando da posição sentada, é que a parte mais vulnerável do corpo, a parte *yin*, está contra as costas da cadeira e que é sobretudo a parte *yang* — a parte externa do corpo, a mais dura, a mais protegida — que é tocada. Os órgãos genitais e os seios são sustentados por almofadas, ficando, desse modo, protegidos pela cadeira. São principalmente as costas, o pescoço e os braços que são massageados. Isso contribui para reforçar a sensação de segurança do cliente, que consegue então relaxar. Seria extremamente difícil e pouco prático para um massagista aproveitar-se de um cliente nessa posição.

As pessoas costumam ficar em êxtase com as sensações maravilhosas que experimentam na cadeira. É uma posição que lembra, sem dúvida alguma, ao cliente a sensação benfazeja que ele, criança, tinha quando ficava nos braços de um dos pais. O adulto mantém a criança contra o peito, acaricia-lhe o pescoço e esfrega-lhe as costas. Pode, do mesmo modo, acontecer de o cliente sentir-se inconscientemente protegido e mimado nessa posição estranhamente familiar, que é raro encontrar quando se é adulto. É uma posição muito eficaz para começar a construir ou reconstruir a confiança entre os sexos. É um dos papéis mais importantes da massagem sentada na sociedade atual. Se a cadeira pode contribuir para curar as feridas de que se foi vítima ao longo dos anos por causa de gestos desvirtuados, então se trata de uma ferramenta de valor inestimável, que cada qual pode utilizar para reaproximar as pessoas.

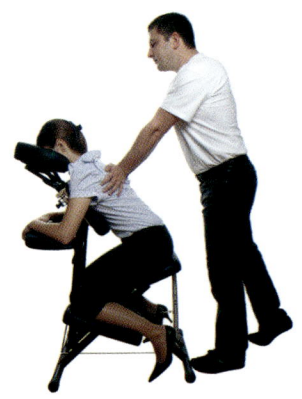

## Primeira Parte

# Os Diferentes Aspectos da Massagem Sentada

## O Toque

É importante compreender que o objetivo da massagem sentada não é *substituir* a massagem tradicional. Pelo contrário, esse tipo de massagem costuma ser o mais das vezes usado como *complemento* da massagem na mesa. Pessoalmente, adoro o trabalho que sou capaz de fazer na mesa, com óleos, durante uma hora, trabalhando diretamente na pele. A massagem sentada não é de modo algum melhor (ou pior) que o outro método: é apenas diferente. Toda abordagem tem seus limites, inclusive a massagem sentada. Mas todas têm suas vantagens particulares.

Alguns massagistas só praticam a massagem sentada; outros dividem sua prática em duas partes: a primeira, para a massagem sentada; a segunda, para a tradicional, a fim de diversificar sua prática. Alguns casais vieram assistir às minhas aulas para aprender a massagem sentada com o objetivo único de massagens mútuas regulares. Procuram apenas técnicas simples que possam utilizar para fazer pequenas massagens mútuas após o trabalho. Outros ainda utilizam a massagem sentada unicamente como ferramenta de *marketing*; servem-se da cadeira para fazer demonstrações de massagens, mas seu objetivo principal é promover a massagem na mesa — abordaremos essa questão no capítulo sobre o *marketing*.

Desse modo, a massagem sentada tem muitas aplicações diferentes e desempenha papéis múltiplos e diversos na comunidade. Um dos papéis, todavia, que a massagem sentada não desempenha é o *terapêutico*. Seu objetivo é contribuir para o relaxamento e o rejuvenescimento, aumentar a circulação da energia; não procura "reparar" distúrbios músculo-esqueléticos. Se uma pessoa vem me consultar e diz: "Tenho dores de cabeça, pode a sua massagem aliviar-me?", eu respondo: "Sinto muito, mas essa massagem não é terapêutica. Não posso fazer nada para as suas dores de cabeça, mas posso lhe garantir que, no fim da massagem, mesmo que esteja com dor de cabeça, você se sentirá melhor". Assim sendo, não assumo a responsabilidade das dores de cabeça, lombalgias, cervicalgias, etc. dos meus clientes. Dito isso, acontece muitas vezes, no fim da massagem, de as dores terem desaparecido. Nesse caso, não sou eu o responsável. E, se as dores persistem, tampouco sou também responsável.

Toda vez que uma pessoa toca uma outra de maneira honesta, clara e compassiva, disso resultam efeitos benéficos. Se um de seus amigos está triste, uma mão gentilmente posta no ombro pode ajudá-lo mais que qualquer outra coisa! O toque é reconfortante e terno. Lembra-nos de que não estamos tão sós quanto pensamos. Desse modo, quando propomos uma massagem sentada, mesmo sem objetivos terapêuticos, pode muito bem acontecer de nossos esforços terem efeitos muito terapêuticos, em muitos níveis. Mas o fato de sermos claros e explícitos sobre o que praticamos ou não nessa massagem de 15 minutos contribui para diminuir a confusão e a desconfiança que a massagem suscita na mente do público.

É, aliás, esse desdém e essa desconfiança que levam os profissionais a se apresentarem como "terapeutas". Talvez procurem reforçar a imagem que têm de si mesmos ou sua credibilidade. Acham que, se simplesmente se limitassem a oferecer um toque, isso não seria suficiente. Precisam reparar alguma coisa para sentir-se eficazes. Nós, os massagistas, temos a formidável oportunidade de criar um novo tipo de prática profissional, que não procura necessariamente imitar o modelo médico, que não visa tratar, mas sim prevenir e contribuir para o bem-estar.

Minha formação básica está fortemente voltada para a terapia neuromuscular. Sinto grande prazer em praticar essa técnica e creio profundamente em seu potencial e eficácia. Também estudei a massagem integradora, que trata as emoções ancoradas no corpo. São duas abordagens maravilhosas. Ambas têm por objetivo "mudar" algo no cliente, eliminar os pontos de desencadeamento ou ajudar o corpo a se livrar de algum traumatismo recalcado. Essas técnicas ocupam um lugar de todo legítimo em minha profissão, mas, se gosto tanto da massagem sentada, é porque parece ter efeitos terapêuticos importantes num bom número de pessoas, sem que seja esse o seu objetivo. Se *propusermos menos* e *dermos mais*, poderemos contribuir para o restabelecimento da confiança do público na profissão de massagista.

Um cliente me contou, lamentando-se, que havia consultado durante semanas um terapeuta que afirmava praticar todos os métodos seguintes: reflexologia, massagem médica, polaridade, *reiki*, *shiatsu*, massagem californiana, terapia neuromuscular, drenagem linfática, etc. O seu cartão de visita exibia muitos métodos, por isso esse cliente se sentia tranquilo, pensando que seu massagista, com todas essas técnicas, poderia ajudá-lo a se livrar de uma cervicalgia tenaz. Muitas semanas e muitos dólares depois, o cliente saiu dessa experiência decepcionado, frustrado e furioso, pois seu terapeuta propunha bastantes coisas, mas nem por isso havia conseguido livrá-lo de seu problema.

Se pudéssemos aceitar o fato de que um toque autêntico, honesto e de qualidade já representa um enorme benefício, então não precisaríamos mais nos apresentar como "terapeutas" com o objetivo único de nos fazermos aceitar pelos outros. Devemos ter a convicção, bem ancorada em nós, de que o que oferecemos é suficiente e que desempenhamos um papel importante na sociedade, na qualidade de especialistas do toque.

É preciso grande coragem para dar o exemplo, para não ser sempre um seguidor. Muitas pessoas associam a massagem à reeducação e só vão ao massagista quando têm algum problema. Por isso, muitos massagistas tiraram conclusões e se apresentam como massagistas "reparadores", para responder à demanda do mercado.

Se conseguirmos fazer com que as pessoas entendam que existe um outro tipo de massagem, que não é preciso esperar ter uma dor para ser massageadas, então contribuiremos para mudar sua visão da massagem. Devemos representar o papel de educadores do toque. Existem poucas ocasiões em nossa sociedade para descobrir o toque e, sobretudo, um toque que não seja sexual nem violento.

Constatamos um aumento alarmante do número de gravidez entre as adolescentes, bem como o crescimento das doenças sexualmente transmissíveis, etc., sem falar da violência tão difundida na sociedade. Jovens que não sabem pedir ao outro que simplesmente o toquem utilizam a relação sexual para satisfazer essa necessidade. Outros se comportam de maneira violenta, ao passo que o seu verdadeiro desejo é o de ser tocados e o de ter contatos humanos, mas não sabem como pedir isso. Talvez um dia, nas escolas primárias, os professores de educação física ensinem às crianças desde a mais tenra idade como formular o pedido, dar e receber um toque e como recusar um toque não desejado. Atualmente, falta uma educação desse tipo, o que cria uma série de disfunções sociológicas.

Joguei rúgbi durante a juventude e me pergunto hoje como eu, que sou por acaso relativamente pacífico, pude gostar de um esporte fundamentalmente violento. E, para ser honesto, uma das coisas que mais me agradavam era o contato humano inerente a esse esporte. Eu podia derrubar os garotos e apertá-los nos confrontos. Nós nos embolávamos, subíamos uns sobre os outros, e, mesmo que fôssemos extremamente machos para admitir, tenho certeza de que grande parte da força de atração desse esporte era o fato de que tínhamos o direito tácito e legítimo de nos tocarmos, sob o pretexto da violência.

Os homens são em geral "duros" demais em nossa sociedade para "aceitar dar simplesmente o braço". O fato de as mulheres andarem de mãos dadas é socialmente mais aceitável em nossa cultura. Assim sendo, escolhemos esportes de "contato" para preencher a falta de contato físico entre os homens. Temos tanto medo de sermos considerados homossexuais que escondemos nossa necessidade de sermos tocados ao abrigo da violência.

Claro está que não ocorre o mesmo em outras partes do mundo. Em várias outras sociedades, é perfeitamente aceitável que homens andem de mãos dadas. Na sociedade árabe, por exemplo, vemos amiúde homens se tocarem em público, de maneira platônica, não sexual. Todavia, o toque entre homens e mulheres, platônico, não sexual, não é tão bem-aceito.

É aqui que o profissional da massagem sentada pode verdadeiramente preencher o fosso que separa os sexos e contribuir para remediar essa falta de educação do toque que prevalece no mundo atual.

Durante a última década em que ofereci meus serviços de profissional do toque, senti esse desejo ardente. Toquei milhares de pessoas com as quais também discuti e descobri que essa necessidade de ser tocado exprimia-se de muitíssimas maneiras. Por vezes, as pessoas se oferecem uma massagem relaxante apenas para preencher a sua necessidade de ser tocadas e mimadas. Em outras ocasiões, são menos diretas e afirmam ter um problema físico para justificar seu pedido de toque. Frequentemente, seus problemas são muito reais, mas estou convencido de que, como demonstra com clareza o trabalho do Dr. Sarno, em Nova York, acontece sempre de as lombalgias e as cervicalgias reais serem, na verdade, só TMS (em inglês: *Tension Myositis Syndrome*),[1] nas quais uma autêntica perturbação física é criada pelo organismo para desviar a mente de alguma emoção profundamente recalcada ou de problema psicológico que se prefere evitar. Esses clientes vêm consultar-me para que eu os alivie de suas dores, mas claro está que eles têm uma forte necessidade de ser tocados, num nível mais profundo, mas que não sabem formular seu desejo.

Outros clientes ainda tentam transformar a massagem em todo o corpo numa experiência sexual, em grande parte porque, em sua mente, o toque sempre esteve associado ao sexo. Esforço-me para incentivar tais pessoas a simplesmente aproveitar essa oportunidade rara de se soltar e de se permitir viver uma experiência de toque sensual, mas não sexual, a fim de se reconectar com o próprio corpo e de se sentir bem, entregando-se por completo.

Desse modo, por meio das nossas massagens, podemos ser uma referência preciosa para o público, não como especialistas em doenças ou em readaptação, mas sim no toque. Nosso papel é tão importante quanto o dos cirurgiões e o dos fisioterapeutas.

Às vezes, as pessoas me dizem que se sentem bem e que, portanto, não precisam de massagens. Respondo-lhes isto: "Formidável! Mas talvez você *queira* uma massagem!". Se a pessoa não se sente em grande forma, então talvez uma massagem possa ajudá-la a alcançar um melhor nível de saúde, se já se sente com boa saúde, então talvez essa massagem a ajude a conservar tal nível.

## O que é toque estruturado?

É um toque fundado na formação, na intenção e na experiência. É, portanto, muito diferente do toque espontâneo. Se colocarmos a mão no ombro de uma pessoa prostrada, será então um toque espontâneo, cheio de compaixão. Mas o toque estruturado procura obter algo muito específico: no caso da massagem sentada, seu objetivo é aumentar a circulação da energia entre os meridianos, bem como relaxar e reenergizar uma pessoa em 15 minutos. É um toque que se funda numa formação: anatomia e fisiologia, técnicas e concentração específicas, etc. Além disso, trata-se de um toque que evoluiu ao longo de anos de experiência, fundado numa sensibilidade muito sofisticada, e que se adaptou a vários tipos corporais, personalidades e condições.

---

1. Miosite de fadiga ou de esgotamento.

O profissional da massagem sentada pode exercer seu trabalho em público e tornar a massagem acessível ao maior número possível de pessoas. A acessibilidade engendra a aceitabilidade. Quanto mais uma coisa é acessível, mais é aceitável. Quanto mais as pessoas tiverem acesso ao toque estruturado, mais esse tipo de toque será respeitado e menos se desconfiará dele. Não somente o toque estruturado não é mais um luxo, mas hoje, sob a forma da massagem sentada, é tão acessível quanto um corte de cabelo.

## Raízes e Asas

*"Tudo que podemos oferecer aos nossos filhos são raízes e asas."*
WAVY GRAVY

Essas sábias palavras de Wavy Gravy são sobre a educação das crianças, mas aplicam-se perfeitamente ao nosso tema. Este método particular que é a massagem sentada é chamado de "AMMA", o que, traduzido aproximadamente, significa: "Apaziguar com as mãos". As técnicas usadas neste método remontam ao século VIII, no Japão. Assim sendo, a massagem sentada tem raízes muito profundas, mas dá igualmente ao profissional asas que lhe permitem voar para qualquer lugar do mundo a que sua imaginação o conduz. Ele pode simplesmente propor uma massagem sentada na primeira classe de um avião de vôo internacional como elemento do serviço de bordo. Ou pode "aterrissar" na vida dos membros de sua comunidade.

A acupressão, que foi pela primeira vez mencionada sob o nome de "Anmo" na China, há cerca de 4.000 anos, atravessou a Coréia para chegar ao Japão há 1.300 anos, onde ficou conhecida pelo nome de "Amma" (às vezes se escreve *Anma*). Depois, prosseguiu sua viagem para o oeste, onde foi designada pelo nome de "shiatsu". Há, portanto, várias semelhanças entre os diferentes tipos de massagens energéticas e outras tantas diferenças. Todas procuram aumentar a corrente de "ki", ou energia vital, no corpo do paciente, ou em seu próprio corpo, sobretudo graças à liberação da energia bloqueada nos meridianos — os canais de energia que percorrem o corpo de cada indivíduo.

Na aplicação da Amma própria à massagem sentada, procura-se relaxar e reenergizar em 15 minutos o paciente no local de trabalho, para que ele possa continuar trabalhando em melhores condições. Há o esforço de estimulação de vários pontos ao longo dos meridianos, nas costas, na nuca, nos braços, nas mãos, nos quadris e no crânio. Quando há bloqueios ao longo desses meridianos, o fluxo energético fica bloqueado. Os pontos de acupressão são como cavidades que mergulham profundamente nos canais de energia. A estimulação desses pontos elimina os bloqueios energéticos, e o escoamento de energia aumenta. Nessa abordagem particular da massagem sentada, trabalha-se sempre ao longo dos meridianos, mas não necessariamente nos pontos de acupressão observados. Enquanto vários pontos autênticos são estimulados durante a sessão, os outros pontos pressionados são, todavia, se não pontos de acupuntura, pelo menos pontos situados ao longo dos meridianos.

Assim, as técnicas e os pontos implicados na massagem sentada têm uma história muito longa e resistiram à passagem do tempo. Quando se efetua essa sequência, por meio de prática contínua, é possível realmente sentir o caráter eterno desse trabalho. Tem-se, então, essa sensação profunda de estar em sintonia com uma tradição antiga, com a qual podemos contar. Num mundo que se transforma numa velocidade estonteante, é agradável sentir-se ligado a algo que tenha raízes tão profundas. Tem-se a impressão de beber numa fonte de energia repleta de sabedoria, que jorra eternamente, desde a aurora dos tempos. Isso ajuda o profissional a se enraizar no trabalho, que representa um aspecto importante das artes terapêuticas. Se não se enraíza, o profissional pode facilmente afundar no "excesso de trabalho" e no esgotamento.

Todavia, as raízes não impedem que o profissional também tenha asas. A massagem em si é uma técnica antiga, mas o que é novo é a maneira pela qual o toque estruturado é "condicionado" e praticado, ou seja, a cadeira e o próprio método. Este deve ser acessível nos planos psicológico, econômico, temporal e espacial, e é por isso que a cadeira, que não ocupa bastante espaço (muito menos que uma mesa), o preço e o fato de que essa arte é praticada na pessoa vestida e num tempo curtíssimo são elementos novos.

A utilização da cadeira e a abordagem que ensino são inspiradas numa forma de Amma praticada na mesa e no corpo todo do cliente, na posição sentada no fim da sessão. Existem esculturas chinesas de madeira, de 4.000 anos, em que se vê um homem massageando uma pessoa sentada. Porém, a cadeira e o método que lhe é associado foram concebidos originalmente por David Palmer, em São Francisco, em 1983. Trata-se de um homem de pensamento profundo que compreendeu que o toque deveria ser adaptado de tal maneira que pudesse ser acessível a todos aqueles que desejassem dele se beneficiar. A cadeira e o método que ele concebeu permitiram que dezenas de milhares de pessoas descobrissem o toque praticado num ritmo regular — pessoas que de outra maneira jamais teriam conhecido o toque estruturado. Também permitiram que milhares de profissionais abrissem as asas e alçassem voo, de maneira desconhecida até então na profissão da massagem, dando-lhes a possibilidade de sair da sua sala para praticar sua arte no seio da sociedade. Muitos dentre eles salvaram a carreira com a renovação de suas práticas, graças ao aprendizado desse método. Não sendo mais obrigados a praticar a sua arte numa sala, os profissionais podem agora sair para ir ao encontro do público e massagear as pessoas nos mais diversos lugares — aeroportos, estações de trem, mercados, escritórios, prisões, parques, praias, salões profissionais, navios em cruzeiros, festivais de música, quitandas, etc. Em todos os lugares onde há pessoas, há a oportunidade de encontrar um profissional da massagem sentada, propondo um toque estruturado a quem o desejar! Trata-se nada menos que uma revolução na área do toque, de uma verdadeira libertação!

No que me diz respeito, no plano profissional, esse método me permitiu viajar pelo mundo todo. Munido de minha cadeira, pude "levar" a massagem pelo caminho, sem não mais depender da minha mesa, das minhas cobertas, dos meus óleos e da minha sala. A cadeira é bem leve e portátil, e minhas mãos e meu coração fazem o resto. Às vezes, não tenho nem mesmo minha cadeira especial comigo e, no entanto, sou assim mesmo capaz de oferecer esses 15 minutos de massagem a alguém, em qualquer lugar, com a ajuda de uma cadeira comum ou de um banquinho e de uma mesa de cozinha. A única coisa de que se precisa realmente são as mãos. O profissional não depende de nenhum instrumento material para introduzir o toque na vida das pessoas que o cercam.

Antigamente, quando alguém me pedia uma massagem, lançava-me em longas explicações sobre a massagem em geral, pois eu era dependente da minha mesa. Eu propunha, então, ao cliente uma massagem, mas era sempre obrigado a marcar uma hora na minha sala. Geralmente, a sessão não acontecia nunca, pois havia obstáculos demais. Mas agora, se alguém me pede uma massagem, digo-lhe simplesmente: "Tudo bem, basta pegar essa cadeira de cozinha; sente-se de frente para as costas da cadeira e, em apenas 15 minutos, você entenderá melhor o que faço do que se eu falasse disso durante horas". Como a cantora e compositora Laurie Anderson disse um dia: "Discutir música é como dançar a arquitetura". No mesmo espírito, falar do toque equivale a usar uma forma de comunicação para descrever uma outra e se perderá invariavelmente alguma coisa pelo caminho.

O fato de estar liberto de toda dependência de um trabalho qualquer permite a este ser muito espontâneo, o que dá uma grande liberdade! É possível trabalhar onde se quiser, quando se quiser e sobre quem se quiser. Ser livre para oferecer um toque *in loco* a alguém que o queira ou que dele precise é realmente uma dádiva divina — um prazer que produz àquele que a dá uma sensação imediata de bem-estar e de satisfação.

Um dia, enquanto eu fazia um cruzeiro pelas ilhas gregas num *ferry* em companhia de um amigo, este sentiu uma grande tensão no nível da nuca e dos ombros. Ainda hoje, lembro-me de ter-lhe dado um comprimido de aspirina e um copo de água, de tão incapaz que eu era de fazer outra coisa. Acho que nunca esquecerei o sentimento de impotência que experimentei naquele momento. Hoje, essa mesma cena se reproduz amiúde, mas sinto-me muito mais em condições de dominar a situação. Quando me confronto com uma situação dessas, peço simplesmente à pessoa que se incline para a frente, com os ombros apoiados contra os joelhos. Em seguida, ponho-me a trabalhar. Saber praticar uma massagem curta, porém eficaz, é realmente um meio formidável de fazer amigos, de prestar serviço aos outros e à humanidade; é uma das mais elevadas vocações, que dá àquele que a faz o sentimento reconfortante de ter uma razão de ser e uma utilidade neste planeta.

# O Serviço

A profunda importância, mas no entanto sutil, do serviço nem sempre é de imediato aparente. Prestar serviço à humanidade é o trabalho mais satisfatório que se pode realizar. Infelizmente, muitas pessoas que trabalham hoje em dia nas profissões de prestação de serviços não percebem a sorte extraordinária que têm de poder exprimir suas impulsões criadoras profundas. Consideram sua atividade apenas um "trampo", um meio de ganhar dinheiro, de sobreviver. Mas, pelo serviço prestado aos outros, tem-se a oportunidade rara de manifestar o próprio ser autêntico. Martin Luther King disse um dia que, se varrêssemos as ruas para ganhar a vida, seria preciso fazer isso como Mozart, quando tocava música. Em outros termos, pouco importa o que fazemos, o que importa é *como* fazemos.

O serviço é uma verdadeira arte. Tendo sido garçom durante vários anos, tive a oportunidade de aprender muitas coisas sobre a natureza do serviço. Apreciei muito o fato de tentar encontrar um equilíbrio entre a conversa com os clientes e a necessidade de me tornar o mais invisível possível — estando, ao mesmo tempo, presente — quando eles não queriam ser perturbados.

Nossa sociedade atual tem muito a aprender sobre a natureza do serviço. As pessoas queixam-se sem parar da má qualidade dos serviços que solicitam, da maneira pela qual se sentem negligenciadas ou maltratadas. Na família ou na escola, somos pouco preparados para prestar serviço, por isso não me surpreende que o indivíduo que exerce uma profissão desse tipo não esteja apto para oferecer um serviço de qualidade, o qual exige que a pessoa dê de si mesma, e não apenas realize uma tarefa maquinalmente. O serviço exige humildade, compaixão, amor e generosidade. Talvez seja essa a razão pela qual tão poucas pessoas saibam como efetuá-lo. Um serviço de qualidade obriga a pessoa a mergulhar em si mesma para exprimir o que há de melhor nela. Deveria ser a regra, não um luxo. Todos merecem um serviço de qualidade, quer gastem 200 francos num hotel quatro estrelas, quer desembolsem somente 20 francos (suíços) por uma massagem sentada.

Quando oferecemos um serviço de qualidade, somos de imediato invadidos por um sentimento de amor e de autoestima. É preciso amor para oferecer um serviço de qualidade: amor pela humanidade ou pelo menos por aquele a quem oferecemos os nossos serviços. Mesmo que não apreciemos particularmente o cliente que está diante de nós, talvez tenhamos respeito o bastante por nós mesmos e pela massagem, para oferecer, apesar de tudo, um serviço de qualidade. É essa própria situação que nos permite progredir na profissão e terminarmos a jornada de trabalho com o sentimento de que o que fazemos para viver não nos preenche apenas no plano material, mas também nos planos espiritual, emocional e mental.

Muitas pessoas se inspiram nos atos profundamente altruístas de personalidades como Madre Teresa ou Martin Luther King, seres que consagraram a própria vida a ajudar os outros. Conheço um número incalculável de pessoas insatisfeitas com o seu trabalho. Não vinculadas à sua atividade, elas não sabem o que querem. São incapazes de compreender que o que fazem durante o dia contribui para o maior bem da sociedade. Sofrem de indecisão. Pode ser até que pensem que seu trabalho é nefasto para a sociedade, mas se sentem obrigadas a fazê-lo para pagar as suas contas. Por isso se esforçam para reprimir essa ideia e para se concentrar no seu objetivo financeiro. Não têm nenhuma visão global das coisas e não conseguem discernir a utilidade do papel que desempenham nesta vida. Essa é, efetivamente, uma maneira muito insatisfatória de trabalhar.

Nós, os profissionais das artes terapêuticas, temos a grande sorte de poder constatar muito facilmente a natureza de nosso objetivo e a maneira pela qual nosso trabalho pode contribuir para o bem da sociedade. Além disso, temos sorte dobrada, pois temos o luxo de poder constatar de imediato os resultados de nossos esforços. Praticamos uma massagem de 15 minutos, e logo o cliente fica entusiasmado, sente-se mais leve e desfaz-se em elogios a nós.

No que tange ao toque, 15 minutos de serviço bastam. Prestar serviço pelo toque é uma das mais elevadas vocações que posso imaginar. Por isso, o profissional da massagem sentada pode ficar orgulhoso de si mesmo. Tocar basta. As outras profissões das artes terapêuticas, quando não são realizadas com domínio e devoção indispensáveis para garantir um toque de boa qualidade, falham ao deixar, naquele que recebe o tratamento, o sentimento de incompletude e abandono. Se formos capazes de associar essa apreciação do valor do serviço à nossa prática profissional do toque, então o cliente estará efetivamente em vantagem e, com certeza, progredirá no tratamento. Aquele que só pratica a massagem sentada tem à sua frente toda uma carreira interessante a realizar no cerne da sociedade, pois muitas pessoas precisam ser tocadas, estabelecer relações e "reconectar-se".

# A Relação Terapeuta-Paciente

*"Estamos todos sós e, no entanto, precisamos todos uns dos outros."*
EDGAR ALLAN POE

A massagem japonesa é muito precisa. Os pontos que tocamos são tão precisos que podem ser estimulados com uma agulha, como na acupuntura. As técnicas utilizadas deveriam ser praticadas com concentração e com um objetivo claro na mente. Tais técnicas deveriam ser incessantemente aperfeiçoadas, buriladas e polidas, com o objetivo de atingir certo nível de domínio. Mas só representam uma pequena porcentagem daquilo que a massagem sentada realmente é. A verdadeira essência deste trabalho é a relação terapeuta-paciente.

Nesta sociedade cada vez mais desconectada, as pessoas se sentem cada vez mais separadas de si mesmas e dos outros. Um profissional da informática, sentado na frente do monitor durante horas, o dia todo, a semana toda, leva, a maior parte do tempo, uma vida cerebral. Semelhante meio ambiente engendra facilmente estresse e esgotamento. Então, uma pessoa amiga surge com uma cadeira especial, com um sorriso e com as mãos quentes e propõe, a este trabalhador desconectado, uma massagem de 15 minutos. No final, este empregado, que foi massageado na altura do pescoço e das costas, sente um alívio, mas seu maior alívio provém da reconexão que se produziu. Este indivíduo estabeleceu uma nova relação consigo mesmo e com uma outra pessoa. O lado esquerdo de seu cérebro começou a se vincular com o direito, a cabeça com o corpo, ele mesmo com o próprio ser e com o massagista. Muitas conexões foram restabelecidas. E é esse o bem-estar que tantas pessoas descobrem com deleite.

O trabalho nos pontos de acupressão dá grande prazer, mas o que é realmente milagroso é esse sentimento novo de plenitude. É o que esse método tem de melhor a oferecer: uma terapêutica não intencional que lhe é inerente. Mesmo que o objetivo não seja propor uma terapia, o simples fato de reconectar durante 15 minutos uma pessoa altamente desconectada pode ajudá-la como talvez nunca o tenha sido. Talvez seja a única oportunidade que essa pessoa tenha de receber esse tipo de toque (ou de relação) neutro, incondicional. Estar assim presente junto a alguém com compaixão, sobretudo com o benefício suplementar do toque, pode ter extraordinário impacto sobre a vida. Eis aí, essa é a minha opinião, um dos maiores presentes que se pode oferecer.

Durante um inverno, trabalhei como massagista num magnífico hotel em Vail, no Colorado. Era um grande hotel, com cerca de 200 empregados, e cada um deles tinha direito a uma refeição gratuita nos dias de trabalho. Como a direção queria evitar alimentar os empregados nos dias em que eles não trabalhavam, era preciso vestir o uniforme para poder ser servido no refeitório. Dado que o meu uniforme consistia em camisa branca, calça, meias, sapatos e cinto brancos, que o prato do dia era *spaghetti a la marinara* (um molho vermelho) e que eu não tinha clientes inscritos na minha agenda, decidi ir comer naquele dia vestido com as minhas roupas habituais.

Cheguei ao refeitório, peguei uma bandeja e fui para a fila. Alguns momentos depois, uma senhora velhinha, vestida dos pés à cabeça à tirolesa (era um hotel austríaco...), com um cinto de combate em volta da cintura (*walkie-talkie*, umas 30 chaves e um bipe), jogou-se sobre mim e pôs-se a urrar: "Você não pode comer hoje aqui! Tem de pôr o uniforme para poder comer!". Eu lhe expliquei que meu uniforme era todo branco e que o prato do dia continha um molho vermelho. E sei como eu como. Tenho certeza de que metade do molho vermelho acabaria na minha roupa, o que me obrigaria a lavá-la por uma razão ridícula. Deu-me a conhecer, com veemência, o seu desacordo: "Não é esse o problema, tenho de aplicar o regulamento do hotel", explicou-me a responsável pelos serviços domésticos. Disse-lhe que eu compreendia a necessidade de um regulamento, mas que ela teria de lavar o meu uniforme inutilmente. Ela me respondeu irritada que aquilo não tinha nada a ver. Sem uniforme, sem comida.

Por isso saí do refeitório faminto e furioso. Manifestamente, não havia grande amor entre aquela senhora autoritária e mim. Voltei para a sala de massagens frustrado. Um pouco depois, a recepcionista veio informar-me que eu finalmente teria um cliente naquela tarde. Disse-me que a responsável pelos serviços domésticos (aquela mesma senhora autoritária!) havia telefonado, que estava com uma terrível enxaqueca e que queria uma massagem. Tenho certeza de que ela não havia percebido que eu era a pessoa que lhe iria dar a massagem. Pânico! "Ok, Tony, fique calmo", disse a mim mesmo. Seria preciso tocar com amor e profissionalismo uma pessoa que eu quase tinha vontade de estrangular! Então, sentei-me na minha sala de massagens e tentei meditar. Precisava encontrar a paz e a tranquilidade para ficar em condições de tratar corretamente aquela pessoa.

Um pouco antes da hora prevista do encontro, o telefone tocou. Era Eva, a responsável pelos serviços domésticos, que estava ligando para cancelar a sua hora, pois estava ocupadíssima para ir à sessão. Inacreditável! Eu estava salvo! O anjo da anulação me havia sorrido, e eu não teria de tocar uma cliente que eu não tinha vontade alguma de massagear. Contudo, esse alívio foi rapidamente seguido de um sentimento de comiseração por um outro ser humano, ainda que velho e detestável, que estava sofrendo.

Peguei a cadeira de massagem e me dirigi para o centro dos serviços domésticos, para a lavanderia. Lá, deparei-me com Eva, a responsável — a rainha das abelhas numa colmeia fervilhando de atividades. Ela pareceu surpresa de me ver lá, por isso logo pedi que me concedesse apenas 15 minutos, que tirasse o cinto de combate com sua bateria de telefones, chaves, etc. e que simplesmente se sentasse na minha cadeira durante um quarto de hora. Ela aceitou, e eu comecei a massagem. Para grande surpresa minha, eu a massageei sem ódio e sem raiva (sem nem menos pensar na minha fome!). Percebi que era capaz de massageá-la cada vez com mais amor e aceitação à medida que se dava a massagem.

No fim da massagem, Eva levantou-se. Ela chorava, e eu continha os meus soluços. Disse-me que não se sentia tão bem havia 25 anos! Além disso, sua enxaqueca havia desaparecido, bem como a viva dor que ela sentia nas costas. Quis pagar-me, mas eu recusei, assegurando-lhe que ela já me havia retribuído, pois me ensinara uma lição de inestimável valor sobre a aceitação, o amor incondicional, o julgamento, a relação com os outros, a massagem e sobre o poder do toque. Eu estava não apenas profundamente emocionado com aquela experiência, mas também perturbado. Até então, a massagem havia sido para mim sobretudo um conjunto de técnicas que me permitiam efetuar correções estruturais a fim de reduzir a dor. Ainda não havia percebido que outras coisas aconteciam durante uma massagem. Até então, minha abordagem havia sido sobretudo a de um técnico. Mas aquela experiência emocional me havia deixado um pouco desorientado.

Eu não havia efetuado nenhum realinhamento estrutural extraordinário naquela paciente. Tudo o que eu havia feito fora oferecer-lhe um toque estruturado cheio de amor e de aceitação, e o resultado havia sido excepcional. Ela se sentira mais vinculada a si mesma e a mim. E o que era realmente inacreditável é que a nossa relação se havia de todo invertido! No começo, só sentíamos ódio um pelo outro e, 15 minutos depois, nós nos amávamos. Apenas 15 minutos de toque bastaram para resolver nossa relação conflituosa. Desde aquele dia, comecei a ir massageá-la gratuitamente em seu escritório toda semana, apenas para aprofundar nossa amizade. Desde então, ficamos em contato e nos correspondemos de tempos em tempos. Quando saí de Vail, precisei de uma carta de recomendação, e Eva redigiu a mais entusiasta que já recebi, uma carta que eu tinha orgulho de incluir no meu currículo.

Foi uma etapa decisiva para mim. Desde esse episódio, tenho consagrado meus esforços na exploração dos efeitos dessa pequena massagem sobre as relações humanas e continuo estupefato pelo poder desses simples 15 minutos de toque. Antes dessa história, eu havia consagrado muitos esforços na terapia neuromuscular, mas percebi que era atraído principalmente pelas suas propriedades curativas espontâneas.

Numa empresa em que eu ia uma vez por semana, todos os empregados de um determinado departamento haviam decidido desembolsar 2 ou 3 dólares semanais para pagar uma massagem sentada ao seu patrão, que era um homem duro, mas, depois da minha massagem semanal, ele amansava e ficava em geral muito mais amável com os empregados. Por isso, toda semana, os empregados ofereciam uma massagem gratuita ao patrão, ao passo que isso normalmente teria de ser o inverso! Talvez, no final das contas, nos assemelhemos mais aos filés do que queremos admitir, pois parece realmente que a manipulação de nosso corpo nos deixa mais ternos!

A relação entre os sexos é um outro território em que a massagem sentada pode ter efeitos terapêuticos profundos, voluntariamente ou não. Toda pessoa que recebe uma massagem sentada tem a sua própria experiência sexual e a sua própria problemática do toque e da identidade sexual. Algumas mulheres foram vítimas de abusos sexuais e não querem ser tocadas por um homem. Alguns homens não gostam de ser tocados por uma mulher fora das relações sexuais. Um grande número de situações pode pôr obstáculos ao toque. Dado que essa massagem é realizada com roupas e geralmente aos olhos de todos, ela elimina muitos desses obstáculos.

Certo dia, quando eu trabalhava num instituto de beleza no sul da França, fiz uma massagem sueca completa numa cliente; nada mais banal, apenas uma massagem habitual de uma hora de duração. Então, no dia seguinte, ela voltou ao instituto com o marido, um brutamontes de olhar agressivo. Perguntei-lhes se havia algum problema. O marido me respondeu que realmente havia um: que eu havia massageado sua mulher e que ele não gostava disso! Expliquei-lhe que entendia a sua contrariedade, mas, se ele permitisse que eu o massageasse durante 15 minutos na minha cadeira especial, talvez compreendesse melhor meu procedimento e o que é uma massagem. Pedi que ele não me "quebrasse a cara" de imediato e que me autorizasse a lhe dar antes de mais nada uma massagem. Aceitou a contragosto, mas parecia manifestamente intrigado com a cadeira. Realizei o *kata* nele e, no fim, quando ele se levantou, seu olhar duro e raivoso havia dado lugar a um outro relaxado e surpreso! Passei no seu conceito da condição de um homem que ameaçava tomar-lhe a mulher para a de seu melhor novo companheiro. Era apaixonante ver alguém mudar de atitude por completo em apenas 15 minutos (felizmente para mim!). O simples fato de estabelecer um contato tátil com aquele homem criou instantaneamente um sentimento de confiança e de cumplicidade. Fiquei sabendo que ele era o principal porteiro da boate local e, desde aquele dia, fui tratado como convidado de honra naquela boate. Aquele homem, especialmente machão, jamais aceitaria que eu o massageasse na mesa, sem roupas, pois, se fizesse isso, ele seria manifestamente obrigado a se confrontar com a sua sexualidade de maneira muito direta. Mas, com roupas e na presença da mulher, ele deixou um outro homem tocá-lo de maneira carinhosa, provavelmente pela primeira vez na vida, e claro está que foi uma experiência profunda para ele.

Naquela situação foi uma relação entre dois homens que foi curada. Em nossa sociedade, uma relação desse tipo entre homens não é aceita ou compreendida espontaneamente. Com muita frequência, os homens se sentem obrigados a se comportar como machões para ser socialmente aceitos. O toque não sexual entre homens é um território que requer muita atenção nesta fase de nossa evolução cultural, e a massagem sentada é uma ferramenta altamente eficaz para preencher o fosso que os separa. A cadeira sozinha apela para a parte lógica, racional e estrutural do intelecto masculino, abrindo-o, portanto, ao toque.

Numa outra circunstância, foi a relação entre um homem e uma mulher que foi curada graças aos limites nítidos que a massagem sentada impõe. Um dia, uma moça me telefonou da parte de uma das minhas colegas massagistas. Explicou-me que havia sido violentada recentemente e que pedira à sua massagista que recomendasse um outro em quem pudesse confiar. Disse que não queria odiar os homens a vida toda, nem evitar o contato físico com eles e achava que lhe seria benéfico ser massageada por um homem para se curar de sua recusa de todo e qualquer contato físico. Queria ter a certeza de que não haveria nenhum gesto desvirtuado, e eu lhe assegurei que nada disso poderia acontecer na minha mesa. Contudo, sugeri-lhe que começássemos por massagens sentadas durante um tempo e que eventualmente poderíamos passar a uma outra completa, na mesa, quando um bom nível de confiança estivesse instaurado entre nós. Disse-lhe que ela controlaria a massagem por completo o tempo todo e que poderia pôr um fim, caso tivesse a menor sensação de mal-estar.

Ela veio todas as semanas, e, durante três meses, só fizemos massagens sentadas, depois do que ela me disse que se sentia segura o bastante comigo para passar à massagem na mesa. A progressão gradual do toque com roupas para a massagem na mesa com aplicação de óleos no corpo nu permitiu-nos estabelecer uma relação de confiança que, afirmou-me ela, ajudou enormemente a superar o traumatismo do abuso sexual de que havia sido vítima.

Neste caso, mais uma vez, a acessibilidade psicológica induzida pela massagem sentada representou papel decisivo na cura de uma relação homem-mulher traumatizante. Essa abordagem psicológica pode também permitir o apaziguamento das relações perturbadas numa família. Pais tocados pelos filhos ou que os tocam; pais que se comunicam pelo toque com um adolescente que havia tomado distância para encontrar a própria identidade; irmãos e irmãs que assim entram em contato, etc.; a lista das ocasiões de cura possíveis é infinita com esta pequena massagem!

## O *Kata*

A palavra "kata", traduzida aproximadamente do japonês, significa: "A maneira pela qual as coisas são realizadas". É em geral usada para descrever um esquema ao qual devemos nos conformar. Esse conceito de disciplina tem enorme importância na cultura japonesa. A cerimônia do chá, por exemplo, é realizada sob a forma de um *kata*. A maneira pela qual um chá é preparado, servido e consumido forma um conjunto, um *kata*, ou seja, uma série de ações estruturadas. *Ikebana*, a arte de arranjar as flores, é realizada como um *kata*, exatamente como a arte da caligrafia. Há uma maneira muito estruturada de trabalhar com o pincel, a tinta e a tela.

A ideia de *kata* é em geral encontrada nas artes marciais. Nos tempos antigos, os samurais tinham de dominar numerosos e diversos *katas*, não apenas nas artes marciais, mas também na arte de arranjar as flores, na caligrafia e na cerimônia do chá. Mas, no nível de formação deles, pouco importava se o *kata* que dominavam fosse o da defesa pessoal ou o da preparação do chá — o domínio de qualquer *kata* levava à mesma realização e lhes proporcionava as mesmas lições sobre a paciência, o respeito, o autocontrole, a perseverança e a precisão, para citar apenas algumas qualidades.

Assim sendo, o *kata* não é uma finalidade em si, mas sim um meio que permite atingir um objetivo: as lições que nos ensina. É essa a essência da prática de um *kata*. É importante dominar um *kata* não apenas porque ele deve ser realizado corretamente, mas sobretudo em razão daquilo que aprenderemos durante o processo de domínio. Como com qualquer mestre, é importante respeitá-lo, mas é o ensino que ele ministra que tem a maior importância. A simpatia ou a antipatia que sentimos por determinado mestre — quer se trate de uma pessoa, quer se trate de um *kata* — não deve fazer com que percamos de vista o ensino que precisamos assimilar.

A massagem sentada descrita neste livro é apresentada sob a forma de um *kata*. Essa abordagem permite, portanto, ir bem além do oferecimento de uma massagem agradável e de alta qualidade. Dá-nos literalmente a oportunidade de transcender os limites estreitos da massagem praticada para se ganhar a vida. Permite-nos receber uma recompensa não apenas financeira, mas igualmente espiritual, física e emocional. Se a considerarmos como algo diferente de uma situação em que o *profissional* faz uma simples massagem num *cliente*, se a considerarmos como uma troca e oportunidade de aprender algo de novo toda vez que realizamos o *kata*, então a prática dessa pequena massagem de 15 minutos poderá nos dar inúmeras oportunidades de crescimento, de satisfação e de aprofundamento da compreensão de nossos semelhantes e da compaixão que sentimos por eles.

Esta visão das coisas encontra, às vezes, certa resistência nos ocidentais. Estamos tão habituados a pensar em termos de individualidade, de liberdade de expressão e de espontaneidade, que é difícil aceitar seguir as ordens de outra pessoa. Temos medo de que isso prejudique a unicidade de nosso caráter.

Em regra geral, a massagem no Ocidente poderia ser qualificada de "massagem eclética". Os profissionais estudam milhares de disciplinas, em seguida, escolhem, em diferentes estágios dos quais eles participam, o que lhes convém mais, a fim de digerir sua versão particular da massagem, adaptada às necessidades de cada cliente. Eles juntaram certo número de métodos diversos que conservam em sua "caixa de ferramentas", de onde tiram aquele que consideram o mais bem adaptado à tarefa do momento.

Trata-se de uma metodologia sólida, muito eficaz para a massagem na mesa, mas bem menos para a massagem sentada. Por isso, os massagistas que descobrem pela primeira vez esta noção de *kata* em seus cursos de massagem sentada por vezes manifestam resistências. Temem ser obrigados a se adaptar a um esquema e a praticar o mesmo tipo de massagem que um outro massagista pratica. Não gostam de enquadrar-se a um esquema preestabelecido, pois temem que isso lhes limite um pouco a criatividade, a intuição e a liberdade de expressão. Essa atitude, embora compreensível, é lastimável, pois entrava a abertura do espírito e favorece as ideias preconcebidas. É um problema de ego: uma parte de si mesmo tem dificuldades em suportar a ideia de não ser único.

Contudo, a prática do *kata* traz em si muitas vantagens, principalmente quando se trata do bom *kata*. A vantagem mais importante é que, ainda que não compreendamos o que estamos fazendo, sabemos, mesmo assim, o que fazer. Em outras palavras, ainda que não tenhamos profunda compreensão dos cinco elementos da medicina tradicional chinesa e que não saibamos todos os nomes dos meridianos nos quais trabalhamos ou os nomes de cada ponto, sabemos, mesmo assim, *o que é* preciso fazer e *onde* fazer. Se dispusermos de um esquema ao qual nos enquadrar, estaremos em condições de oferecer uma massagem muito agradável, sem necessariamente conhecer todos os detalhes do sistema energético de que estamos tratando.

Tudo depende da intenção. Se quisermos curar, precisaremos ter profunda compreensão de todos os elementos implicados. Mas, se a intenção for simplesmente relaxar e reenergizar o cliente em apenas 15 minutos, então o simples fato de seguir a sequência é suficiente. Se for capaz de fixar objetivos claros, até mesmo um principiante pode aprender essa massagem sentada e praticar com eficácia um toque não sexual, não violento, sem ser obrigado a estudar durante anos anatomia, fisiologia ou medicina chinesa tradicional.

> *"Se dominarmos e compreendermos bem uma coisa, teremos ao mesmo tempo profunda compreensão de muitas outras."*
>
> Vincent van Gogh

Um *koan* é um problema paradoxal cuja impossibilidade lógica obriga o pensamento a quebrar seus entraves cartesianos e permite a obtenção do despertar. É um exercício de soltar-se. Um *koan* célebre pergunta o seguinte: "Que som faz uma mão que aplaude sozinha?". Um outro célebre *koan* apresenta-se assim: "Primeiro há a montanha, em seguida, não há mais montanha, e enfim há novamente a montanha".

Também o *kata* ensina o abandono e a aceitação. Ensina-nos a transcender a lógica. Se um cliente quer mais pressão, a lógica nos diz para *pressionarmos mais forte*. O *kata* sugere transferir nosso peso pelo abandono. As técnicas implicadas nesse *kata* só são agradáveis quando são o fruto do abandono. A partir do momento em que começamos a usar a força, a massagem deixa de ser agradável.

Na verdade, não ensino a massagem, ensino o *kata*; mas este é um velho sábio que, se estabelecermos uma relação honesta com ele, nos ensinará tudo de que precisamos saber sobre a massagem e o toque, bem como inúmeras lições sobre o abandono e sobre a própria vida.

No que me diz respeito, faz dez anos que venho praticando o mesmo *kata* e ainda não descobri todas as suas facetas. Podemos aperfeiçoá-lo ao infinito. Cada ponto, técnica, sequência, função e ritmo do corpo podem ser trabalhados com precisão e elegância aumentadas.

Esse *kata* comporta vários níveis diferentes. Primeiro, há o *kata* da massagem sentada, como ensino nas minhas oficinas. Em seguida, com a prática, o *kata* desaparece, e assimilamos a forma. Enfim, ele reaparece à medida que a compreensão e a precisão se reforçam.

Esse *kata*, após todos esses anos, nunca me entediou e jamais senti a necessidade de mudar nenhum aspecto desse esquema para manter o interesse. No entanto, há a sensação de ter ficado na superfície das coisas e de ser longo o caminho que me resta percorrer, na verdade, infinito. Se assimilarmos isso, será porque o *kata* conseguiu nos ensinar uma lição essencial. Teremos, assim, aprendido a ser pacientes e a nos separarmos dessa parte de nós mesmos, o ego, que acha que aprendeu tudo e que atingiu certo nível de domínio ou de perfeição. Esse *kata* também me ensinou que, mesmo depois de dez anos de prática constante, de modo algum, eu havia atingido a perfeição no meu trabalho.

Quando o *kata* for plenamente integrado e não precisarmos mais pensar na sequência ou na localização dos pontos ou no funcionamento do corpo, etc., então começará o verdadeiro trabalho. O nível seguinte consiste em procurar a precisão e a fluidez. Depois disso, podemos nos concentrar de maneira mais intensa nas relações e nas conexões que se produzem durante a massagem. Nesta fase, qualquer noção de técnicas e de pontos desaparece, e o verdadeiro objetivo desta massagem — as reconexões e as relações que se criam — pode realizar-se!

Assim sendo, o que parecia no início uma restrição revelou-se, na verdade, uma fonte de benefícios. Quando não precisamos mais nos perguntar *onde* vamos praticar a massagem, temos então a *possibilidade* de nos concentrar sobre a *maneira* pela qual efetuaremos essa massagem. É uma vantagem enorme. Se o profissional tivesse de esforçar-se para criar uma nova sequência de 15 minutos para cada novo cliente, ficaria esgotado no fim do dia, depois de ter aplicado esse método em 20 clientes.

No local de trabalho, em apenas 15 minutos, o profissional não tem tempo de saber das necessidades particulares de cada cliente, depois conceber um procedimento adaptado a cada um deles e, finalmente, aplicar esse procedimento 20 vezes no dia, esforçando-se para praticar uma massagem de qualidade. Por isso é importante que o profissional, sobretudo se se trata de um terapeuta, seja capaz de controlar o próprio ego e de se libertar do papel de terapeuta no contexto da massagem sentada. Fará bem maior a seu cliente e a si mesmo se aceitar ser apenas um profissional, não um terapeuta, durante a interação própria à massagem sentada. Então, ele fica livre para explorar a arte e a qualidade do toque, bem como a relação que estabelece com os clientes. Além do mais, continua sendo um terapeuta que, em seu consultório, durante sessões de uma hora, ajuda as pessoas a resolver as disfunções que afetam seus tecidos fracos.

Assim sendo, a estrutura é um suporte e não uma limitação. O profissional, que não precisa mais pensar no que tem de fazer, nem onde fazer, pode, então, concentrar-se nos vários e diversos aspectos da massagem. É livre para se concentrar na arte do *kata*, na elegância, na graça e na beleza. Tenta encontrar, com precisão aumentada, a localização de cada ponto. Pode tentar melhorar o seu toque. Concentrar-se na conexão entre todos os pontos e não somente na pressão exercida em cada ponto, como faríamos com os toques de um teclado de computador. Pode entrar num estado meditativo mutante.

Para mim, o *kata* tornou-se uma prática meditativa. Durante os 15 minutos no decurso dos quais eu massageio um cliente, minha mente fica concentrada e relaxada. Não me pergunto o que vou comer no jantar nem se pus dinheiro no guichê do estacionamento. E, se preocupações cotidianas me afetam, apesar de todo o curso dos meus pensamentos, sou capaz de reconduzir minha atenção ao cliente e ao *kata*. Desde que comecei o *kata*, minha mente fica instantaneamente calma e mergulho por completo no trabalho.

Acontece o mesmo com o meu cliente. A ideia de meditar, ou até mesmo a simples palavra "meditação", suscita uma resistência em muitas pessoas. Se a evocarmos, ela terá de imediato uma reação negativa, pois essas pessoas decidiram de uma vez por todas, por razões que lhes cabem, que não gostavam desse tipo de discussão. Não quero criar obstáculos entre mim e meus clientes, por isso não evoco na frente deles a meditação se sinto que não estão abertos a essa questão. Contudo, quando um cliente está na cadeira e eu começo o *kata*, ele acaba meditando — sem se dar conta! Assim, por exemplo, um homem de negócios se viu meditando. Na cadeira, durante 15 minutos, sua mente soltou-se e esvaziou-se, e ele entrou num estado meditativo. No fim da massagem, ele me disse a que ponto se sentia bem e relaxado. Isso foi por causa, em parte, do fato de que ele deixou a mente se soltar por um pequeno momento, de que meditou e sentiu-se melhor depois dessa meditação.

Esse *kata* é, portanto, um tipo de meditação passiva que pode ser oferecida aos nossos clientes. Por essa razão, não uso música ou outros elementos que só distrairão meu cliente. Somos tragados por distrações mentais o dia todo. Bastam 15 minutos de silêncio para que o espírito possa reconectar-se com o corpo. O toque sozinho basta.

A noção de repetição é uma outra vantagem do *kata*. Em todas as religiões importantes, existe um elemento de repetição que leva o indivíduo a um plano de espiritualidade superior. A tradição *sufi* dos *dervixes rodopiantes*, a recitação repetitiva do rosário, a de um mantra, etc. são todas técnicas que permitem ao crente entrar num estado caracterizado por maior abertura às influências espirituais. A repetição desse *kata* tem o mesmo objetivo. Nas artes marciais, a repetição de um *kata* permite ao aluno reagir por instinto durante um ataque. Ele não precisa pensar, basta-lhe reagir e defender-se. Nesse *kata*, a repetição das técnicas, da sequência, dos pontos, etc. permite, do mesmo modo, que o massagista reaja instintivamente. Por exemplo, quando ele realiza o *kata*, se perceber que a tonicidade dos músculos do cliente está particularmente rígida, poderá reagir de imediato e eventualmente diminuir ou aumentar a pressão exercida em função do que descobriu.

Esse *kata*, que não é apenas uma simples sequência de movimentos, pode ser considerado uma disciplina espiritual. Praticado várias vezes, pode constituir um meio eficaz para aumentar a intuição e os instintos. Pode nos ajudar a entrar em contato com uma parte espiritual de nosso ser, da qual talvez não tivéssemos consciência até então.

Esse *kata* é parecido com um magnífico trecho de música. Todos conhecem algum trecho de música que os toca no mais profundo do ser, mesmo que o escutem várias vezes. As notas não mudam e, no entanto, esse trecho não nos cansa. Isso é por causa do fato de que, mesmo que não haja mudança, *nós* mudamos constantemente em relação a ele. Acontece o mesmo com o *kata*. Os pontos, a sequência, as técnicas e o ritmo são imutáveis, mas o cliente muda continuamente em relação ao *kata*. Nessas condições, não há necessidade alguma de modificar o esquema da massagem sentada toda semana quando a fazemos regularmente numa empresa. O cliente não se cansa de receber a mesma massagem porque, embora esta não mude, ele muda, e a qualidade da energia em seus meridianos também se modifica. No entanto, não podemos presumir que o cliente, somente porque queria uma forte pressão na semana anterior, terá essa mesma necessidade nesta semana. Não somos seres estáticos: estamos constantemente sujeitos a mutações e a mudanças, por isso é preciso, à medida do possível, adaptar o *kata* às necessidades do cliente.

Esse *kata* pode, então, ser executado como uma obra musical. Dois músicos diferentes tocam o mesmo trecho e partitura e, no entanto, pode acontecer de ouvirmos duas obras diferentes. Isso é porque, embora as notas sejam as mesmas, sua *interpretação* pode variar consideravelmente. As mesmas notas produzem resultados diversos. Os pontos são sempre os mesmos nesse *kata* e, no entanto, cada profissional estimula-os à sua maneira.

Alguns se limitam a pressionar os pontos, ainda que na ordem correta, como técnicos, como se se apoiassem sobre botões. Outros podem estimular a mesma série de pontos, mas, antes, à moda de um artista, com qualidade de toque, sensibilidade e graça diferentes. Desse modo, há muito espaço para a expressão da individualidade nos limites desse *kata*, mas isso ocorre num plano mais sutil, que nos é pouco familiar, o que torna o *kata* sempre interessante. As notas ou os pontos não mudam jamais, mas somos capazes de tratar esses pontos de maneira cada vez mais artística. Em vez de sermos terapeutas, nós nos deveríamos considerar artistas.

Não se trata, diga-se de passagem, apenas de um conceito teórico: há várias percussões no *kata* que produzem maravilhosos sons, e são necessários anos de prática para que ele seja não apenas agradável, mas também para que pareça belo e produza sons agradáveis. Trata-se de uma massagem efetuada em público e é tanto um espetáculo quanto uma massagem, por isso é importante que seja não apenas agradável de receber, mas igualmente agradável de ver e de escutar!

O ritmo é o aspecto mais importante do *kata*; é um ritmo destinado a relaxar, mas também a estimular e a reenergizar o cliente em 15 minutos, por isso é importante que o trecho de música por inteiro — o *kata* todo — seja executado em apenas 15 minutos, não em 17 ou 19 minutos. Em 15 minutos, a massagem tem efeitos rejuvenescedores; além disso, tem um efeito mais dispersivo sobre a energia, o que não é ideal para alguém que deve em seguida voltar ao trabalho.

Esse processo é similar ao gesto da mãe que acalma o choro do bebê acalentando-o e tem os mesmos efeitos! É tranquilizador e reconfortante. Nosso corpo é caracterizado por numerosos ritmos: o do líquido cefalorraquidiano espinhal, o respiratório, o circulatório. As pessoas se conectam ao ritmo do *kata* num nível inconsciente e sutil.

A quantidade de nuanças e de lições sutis que podemos aprender aprofundando-nos num único método — em vez de passar incessantemente de um método a outro — é absolutamente inacreditável. A relação que um profissional cria por meio de sua massagem é em geral muito semelhante às relações interpessoais. Algumas pessoas mudam constantemente de parceiros, sempre em busca de experiências novas, mas, no final das contas, é mais benéfico desenvolver relações cada vez mais profundas com a mesma pessoa. Talvez não seja tão excitante, mas a intimidade e o sentimento profundo de conexão que daí resultam têm suas próprias vantagens. Os laços afetivos que teci no âmbito desse *kata* são de todo similares a outras relações interpessoais que vivi.

A coerência é um outro aspecto essencial desse *kata*. Os clientes nunca se confrontaram com nenhuma surpresa. Sabem toda semana o que podem esperar da massagem, por isso não possuem dificuldade alguma para relaxar e se soltar, pois entendem que não têm nada a temer. A massagem torna-se algo familiar que os deixa seguros. Quando um profissional pratica uma vez por semana a massagem sentada numa empresa e decide, por exemplo, sair de férias por três semanas, não tem dificuldade alguma para encontrar, para substituí-lo, um outro profissional que praticará o mesmo *kata*. Isso gera uma coerência que contribui para manter o alto nível de qualidade do serviço.

Claro está que a interpretação e a qualidade do toque em geral podem flutuar de um profissional para outro, mas a massagem em seu conjunto continuará a mesma, e o cliente não será obrigado a passar pela experiência de um tipo de massagem de todo diferente. Sem dúvida, está habituado à qualidade, ao ritmo e à plenitude garantidos pelo *kata*, e é provável que não queira fazer o esforço de adaptar-se a um método de todo diferente.

O fato de realizar o mesmo *kata* assegura ao profissional uma referência essencial a partir da qual ele pode medir seu nível de coerência e de evolução. É mais difícil determinar seus progressos com as "massagens ecléticas", porque a massagem é a cada vez diferente, enquanto a prática contínua da mesma massagem dá ao profissional a oportunidade de observar seus progressos. Essa situação gera, então, uma sensação aumentada de competência, o que reforça a confiança do profissional. E um toque efetuado com confiança é muito mais tranquilizador e confortável que aquele marcado pela hesitação e por um sentimento de insegurança. Isso posto, esse *kata* é toda vez o mesmo e, contudo, toda vez diferente. O movimento, a sequência, etc. não mudam, mas o nível de domínio desses movimentos aumenta a cada massagem!

## Precauções Preliminares

Mesmo que o objetivo dessa massagem seja simplesmente o relaxamento e não a terapia, é entretanto importante conhecer um mínimo de dados sobre a saúde do cliente a fim de não agravar uma perturbação preexistente. Assim sendo, o *kata* começa pelas questões seguintes, antes mesmo de o cliente sentar-se:

❶ "Já recebeu uma massagem?"

Para ser capaz de tratar bem o cliente, devemos evitar qualquer mal-entendido. Assim sendo, é da responsabilidade do profissional que as expectativas dos clientes e os nossos objetivos sejam idênticos. Pode ocorrer de o cliente receber regularmente massagens esportivas e pensar, então, que *sabe* o que é a massagem. Ele espera ter de se despir e ser massageado com óleo. Mas não é essa a *nossa* intenção, e é essencial preveni-lo, antes de começar, de que se trata de uma massagem de acupressão e que vamos estimular uma série de pontos através das suas roupas.

Uma das vantagens desse *kata* é que ele é acessível a todos, mesmo ao principiante que deseja simplesmente fazer uma massagem agradável nos membros da sua família e nos seus amigos, sem ter de seguir anos de cursos. Isso posto, evitemos cair na armadilha de ter de explicar a natureza de cada ponto, seu nome, sua função, seu meridiano, etc. Se o cliente quiser saber a natureza de cada ponto, não nos poderemos limitar a lhe responder: "Não sei". Mais importante do que o nome e a função de cada ponto é a *sensação* que o cliente *tem* à medida que os estimulamos. Dito isso, precisamos nos esforçar para ajudá-lo a sair do intelecto — que deseja entender tudo mentalmente — para *reconectar-se* com seu corpo e apenas *sentir* a massagem em vez de tentar compreendê-la. Mesmo que tenhamos estudado acupuntura, medicina chinesa tradicional ou a teoria dos cinco elementos, é importante lembrarmo-nos de que *esse kata* não diz respeito ao diagnóstico e ao tratamento por esses pontos, mas sim ao relaxamento, ao rejuvenescimento e à reconexão. Assim sendo, todas essas informações sobre os pontos e os meridianos não estão adaptadas a essa massagem. Se praticamos a acupressão em nosso consultório como forma de tratamento, então é melhor tratar o cliente durante uma sessão mais completa. Desse modo, respeitaremos o objetivo dessa massagem e, ao mesmo tempo, desenvolveremos nossa clientela de mesa ou de colchão!

Por isso, após ter perguntado: "Já recebeu uma massagem?", e o cliente responder que "sim", faça-lhe esta outra pergunta: "Tudo bem. Já recebeu uma massagem de acupressão antes?". Se a resposta for "sim", limite-se então a dizer: "Bom, então, como você sabe, essa massagem consiste numa estimulação de uma série de pontos através das roupas. Se você quiser uma pressão mais ou menos forte, eis um sistema que lhe permitirá fazer-me saber de maneira não verbal" (ver o sistema abaixo). Se o cliente disser "não", então poderá responder-lhe: "Bom, essa massagem consiste numa estimulação de uma série de pontos através das roupas. Se você quiser uma pressão mais ou menos forte, pode me fazer saber desta maneira: 'Polegar para cima', se a quiser mais (foto 1), ou 'polegar para baixo', se a quiser menos (foto 2), se tudo estiver bem, limite-se a fazer o sinal '*ok*'" (foto 3).

Esse sistema não verbal de informações de retorno é muito importante porque permite ao cliente, de uma parte, dar-lhe uma informação honesta sobre a qualidade da pressão e, de outra, ter o direito de sinalizar claramente o que está pensando da pressão, sem medo de ferir os seus sentimentos. Se você não implantar um sistema de informações de retorno à sua disposição, os clientes responderão simplesmente "está perfeito" quando você interrogá-los sobre a qualidade da pressão, mesmo que não seja este o caso. Não vão querer ferir os seus sentimentos e/ou não saberão realmente como lhe sinalizar que essa pressão é dolorosa ou muito leve.

❷ "Você fez ou pulou uma refeição durante as quatro últimas horas?"

Esta pergunta tem por objetivo descobrir se o cliente corre o risco de ter uma crise de hipoglicemia. Na mesa, isso não constitui realmente um problema, pois a circulação sanguínea entre o coração e a cabeça é facilitada pela homeostasia na posição horizontal. Mas,

Os Diferentes Aspectos da Massagem Sentada    47

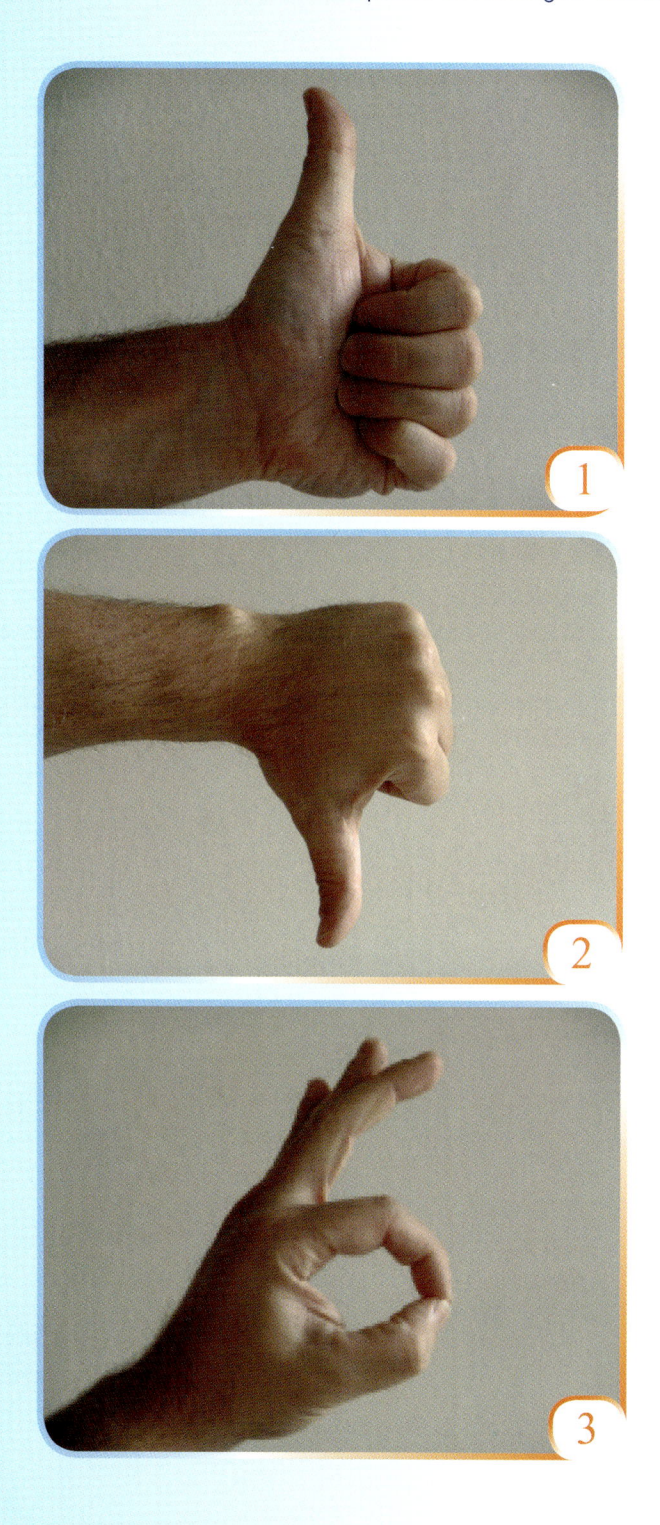

1

2

3

na posição vertical, é mais difícil que o sangue chegue ao cérebro e, se a taxa de glicose no sangue for baixa, há o risco de desmaios. Se o cliente não tiver comido, (a) peça que ele vá comer qualquer coisa e que depois volte para a massagem, ou (b) indique-lhe que é muito importante que ele lhe sinalize quando tiver náuseas, vertigens ou apenas um mal-estar. Se o cliente desmaiar quando estiver na cadeira, a primeira regra é *não entrar em pânico!* Mantenha a calma e fique perto do cliente. Se um terceiro estiver nas proximidades, peça que o ajude a retirar o cliente da cadeira e a pô-lo deitado. Se você estiver sozinho, tente levantar o cliente da cadeira, colocando os braços nas suas axilas, em seguida, deite-o suavemente no chão. Ele acabará por recobrar os sentidos, e você poderá tentar descobrir a razão do seu desmaio. Talvez seja porque ele não comeu, ou porque tomou friagem, ou ainda porque os desmaios são frequentes na família dele. Geralmente, o desmaio não é uma experiência agradável, e você não se confrontará com essa experiência amiúde, mas é melhor estar preparado e fazer as perguntas adequadas a fim de prevenir um incidente desse tipo. Se um cliente não tiver comido, então um sinal de alarme deverá tocar em sua mente, e você deverá seriamente se perguntar se é oportuno ou não praticar a massagem.

❸ "Essa massagem estará relacionada com a cabeça, o pescoço, os ombros, os braços, as mãos, as costas e os quadris. Você se machucou recentemente ou esteve doente, ou há mais alguma outra coisa que eu deva saber?"

Ao fazer esta pergunta, indique com as mãos de maneira não verbal a região que vai tratar. Assim, o cliente compreenderá melhor as zonas que você vai tocar. As pessoas costumam pensar que se trata apenas de uma massagem nas costas e não sinalizam a perturbação, por exemplo, que afeta seus dedos. Em seguida, quando você começar a massagear os dedos, ele poderá dizer o seu problema. Isso posto, é útil *indicar* com os dedos em seu corpo a zona que você vai massagear, o que lhe permitirá saber exatamente as zonas tocadas nesse *kata*. Além disso, pode ser que ele não goste de ser tocado na altura da cabeça. Se for esse o caso, quando você tocar a sua própria cabeça, ele terá a oportunidade de lhe indicar que gosta ou não que lhe massageie nesse lugar. Nesse caso, não há problemas, limite-se a suprimir a parte do *kata* relativa à cabeça e prolongue um pouco mais uma outra parte do *kata* para respeitar os 15 minutos de sessão prometidos.

❹ "Toma algum medicamento ou tem acompanhamento médico?"

Com esta pergunta, tentamos sobretudo saber se o cliente está tomando um medicamento que age sobre o sistema nervoso central; um antidepressivo, por exemplo. Se o sistema nervoso central do cliente estiver afetado, então ser-lhe-á difícil dar a você uma informação adequada sobre a qualidade da pressão, e você corre o risco de massageá-lo duramente demais. Se o cliente estiver submetido aos efeitos desses medicamentos, talvez você deva avisá-lo que assim mesmo o massageará, mas que será obrigado a fazer uma pressão bem suave pelas razões mencionadas acima. Assim sendo, a massagem será, sem dúvida, um pouco frustrante.

❺ "Se o cliente sinalizar que toma algum medicamento do qual você nunca ouviu falar, pergunte-lhe para qual afecção."

Se você não estiver de todo seguro que a massagem é indicada para aquela afecção, então renuncie a ela! *Quando tiver uma dúvida, abstenha-se!* Existem milhares de estados patológicos, e nós não somos médicos. Se você não estiver de todo seguro que esse tipo de massagem é indicado, terá todo o direito de dizer: "Sinto muito, mas não conheço a sua afecção e preferiria, portanto, que você se aconselhasse com o seu médico. Se ele achar que essa massagem é indicada para o seu caso, então volte, e ficarei lisonjeado em lhe tratar". É essencial nunca tentar ir além de seus objetivos, de sua formação ou de sua experiência. Se você tiver alguma dúvida acerca de um medicamento ou de um estado patológico, renuncie à massagem. É perfeitamente normal, mesmo que nem sempre seja fácil reconhecer a própria ignorância. Ocorre o mesmo com os machucados. Se o cliente informá-lo de que vai ao fisioterapeuta uma vez por semana, o sinal de alarme deverá tocar também. Você deverá, então, fazer-lhe de imediato esta pergunta: "Para que afecção você consultou um fisioterapeuta?". Se ele lhe responder: "Para um problema no ombro", então você saberá na hora que não incluirá a parte do *kata* relativa aos ombros. Se o cliente responder: "Para um problema no joelho", mesmo que não tratemos dos joelhos, é importante colocar o cliente numa cadeira que não o obrigue a dobrar os joelhos de maneira prejudicial.

A saúde não é um estado claramente definido. Isso posto, cabe-lhe usar a sua capacidade de julgamento e fazer tantas perguntas quantas achar necessário para ficar convencido de que sua intervenção não será nociva ao estado do seu cliente.

### ❻ "Você está grávida ou quer ficar?"

Essa massagem é contraindicada para mulheres grávidas ou que querem engravidar. Se a cliente estiver grávida ou quiser ficar, diga-lhe simplesmente as razões pelas quais a massagem não é indicada: "Sinto muito, mas essa massagem é contraindicada para mulheres grávidas ou que queiram engravidar, porque estimula alguns pontos que correspondem às contrações uterinas e não se devem estimular estes pontos antes do momento apropriado". Por que é preciso evitar esses pontos? Porque se trata de uma massagem energética e o equilíbrio energético existente entre a mãe e o feto é muito delicado. Não é bom derramar energia demasiada sobre o feto ou, ao contrário, retirar-lhe demais. Por isso essa massagem não deve ser praticada em mulheres grávidas.

Isso não significa que as mulheres grávidas, de maneira geral, devam renunciar a dar ou receber uma massagem. Pelo contrário, existem muitas massagens com efeitos maravilhosos que as mulheres podem receber ou dar. Todavia, nenhuma massagem é indicada para todos os casos, como acabamos de ver. Se você for formado em massagem pré-natal, ou se conhecer uma pessoa competente na matéria, basta-lhe dar seu cartão de visita à cliente (ou o número do telefone do profissional formado nesse tipo de massagem) e convidá-la a ir ao seu consultório, onde receberá uma massagem mais adequada a seu estado. Muitos massagistas praticam a acupressão em mulheres grávidas sem reações indesejáveis. Não há nada de novo a dizer sobre isso, e é possível que não haja riscos. No entanto, a acupressão é usada nos campos chineses como meio natural de aborto. Por isso, principalmente em respeito aos mestres que me aconselharam a proceder dessa maneira, ficarei nela enquadrado até que disponha de informações suficientes para me permitir ir ao encontro de ensinamentos muito antigos. Uma mulher que fuma 40 cigarros por dia, bebe 30 refrigerantes, chupa 10 sorvetes e que perde o bebê depois de uma massagem sentada responderá assim ao seu médico que lhe pergunta se ela fez algo fora do comum na semana passada: "Bem, recebi uma massagem numa cadeira estranha; o profissional, colocado atrás de mim, pressionou muitos pontos". E esquecerá de mencionar os 40 cigarros, os 30 refrigerantes, etc. Em seguida, o seu telefone tocará. Não é o tipo de telefonema que você gostaria de receber. Por que não respeitar a longa história da nossa disciplina e convidar essa cliente a vir ao seu consultório para receber uma massagem mais adequada à sua condição?

Afinal, todas as cartas estão nas suas mãos. As perguntas acima não são leis intangíveis, mas apenas sugestões. Cabe a você analisar todos os dados disponíveis, depois fazer suas próprias escolhas acerca dos limites desse *kata* e de seus objetivos como profissional da massagem sentada. Fazer essas perguntas não deveria levar mais que 10 a 15 segundos, mas são a melhor garantia (e a menos cara!) que você pode encontrar: a prevenção! Essas perguntas lhe permitirão açambarcar todas as contraindicações maiores *antes* mesmo que o cliente esteja sentado na cadeira.

## A Cadeira

O objetivo desta abordagem é tornar a massagem acessível a todos. O aspecto interessante dessa massagem é que você não precisa de nenhum material, nem mesa de massagem, lençóis, consultório, óleos, nem mesmo uma cadeira de massagem. Se encontrar alguém que queira ser massageado, poderá realmente usar *qualquer* cadeira e pôr mãos à obra — tudo o que precisa é de suas mãos! Dito isso, se pretende mesmo praticar essa atividade profissionalmente, é imperativo investir na compra de uma cadeira de grande qualidade. Você recuperará rápido o dinheiro!

A cadeira é fundamentalmente assimilável à camisa branca do médico ou do fisioterapeuta. É um símbolo que ilustra o seu profissionalismo e põe o cliente à vontade. Se você aparecer numa empresa com esse instrumento impressionante, profissional, já terá feito a metade do trabalho. Tudo o que terá de fazer será oferecer um grande *kata* e adotar uma atitude sorridente e amigável.

Contudo, nem todos querem investir na compra de uma cadeira de massagem. E, mesmo que tenha uma, não deixa de ser útil poder realizar esse *kata* numa cadeira normal quando surgir a oportunidade e você não tiver outras possibilidades. Afinal, é o toque que conta mais, um toque simples, agradável e sem perigo. Todo o resto é secundário.

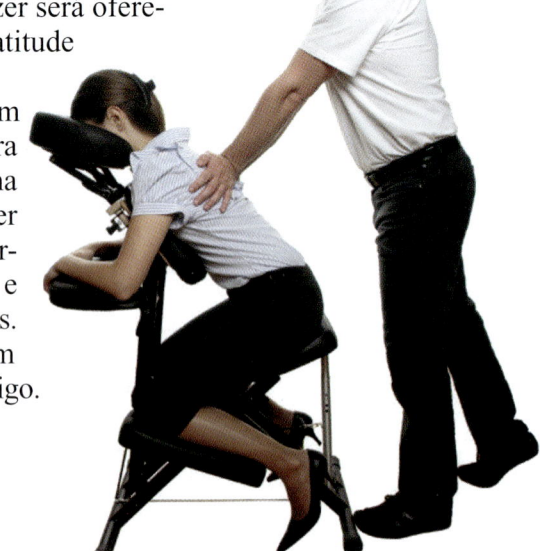

# Segunda parte

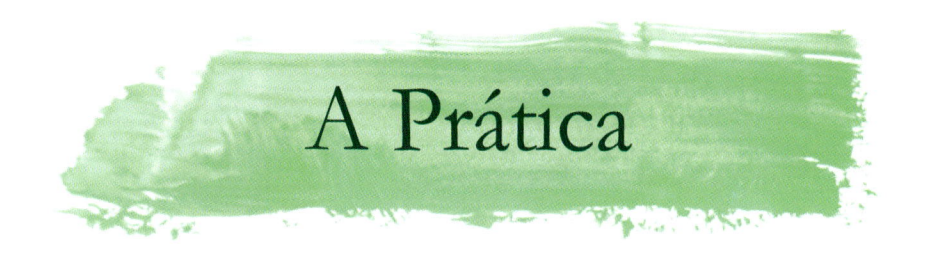

# A Prática

## Sequência de Abertura

Comece a massagem colocando-se atrás do cliente, com o pé esquerdo para a frente, do lado da cadeira, e o pé direito para trás, atrás da linha mediana do corpo do cliente (foto 4).

### Pressão com a palma das mãos

Imagine uma linha bem fina passando pelo topo da parte carnuda da palma das mãos, como se fosse uma corda de piano. Imagine uma linha bem fina passando pelo topo dos dorsos. Superponha as duas linhas.

Seus dedos estão voltados para os lados.

Estenda os braços antes de estabelecer a conexão com o cliente e mantenha-os assim durante toda a sequência.

Essa linha se situa no topo dos dorsos, desde a omoplata até o sacro (fotos 5 e 6).

Comece o mais alto que puder sobre os dorsos, seja entre as omoplatas, seja bem embaixo, mantendo um ângulo perpendicular com os braços.

Faça pressão em cinco posições, descendo ao longo do topo dos dorsos. Expire (solte a respiração) a cada pressão (solte o peso).

Inspire após cada pressão; em seguida, deslize as mãos um pouco mais para baixo sobre a posição seguinte, girando o pé para trás.

Não empurre os quadris para a frente.

Mantenha os ombros na linha perpendicular de pressão.

4

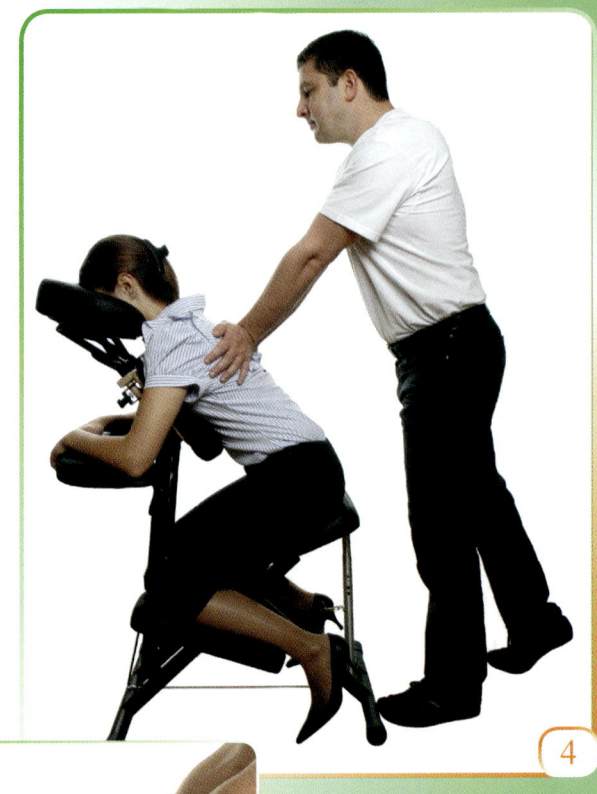

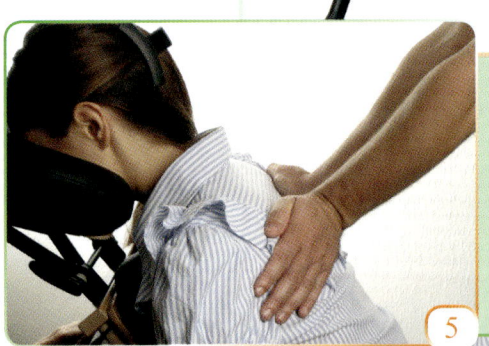

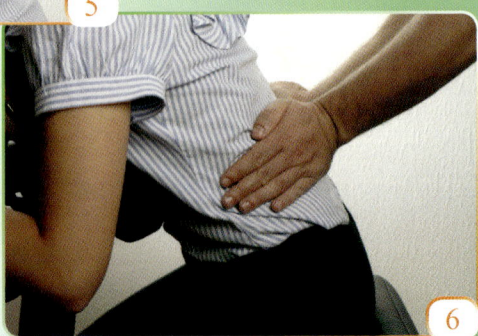

5

6

## Ombro

### Braço do arqueiro

*Posição do corpo*

Coloque-se à esquerda do cliente, com o pé esquerdo na frente da cadeira, o direito ao lado da cadeira e com o esterno na frente da orelha dele.

Fique na frente do ombro do cliente para que os seus fiquem em ângulo reto com os dele. O seu cotovelo deve ficar no prolongamento dos seus ombros, formando uma linha aproximadamente reta.

O cotovelo deve ser colocado acima da sua mão. Cria-se, assim, uma linha reta, que vai do cotovelo até a palma da mão. Essa linha deve ser perpendicular (no ângulo reto) à superfície do ombro sobre o qual você irá exercer a pressão (foto 7).

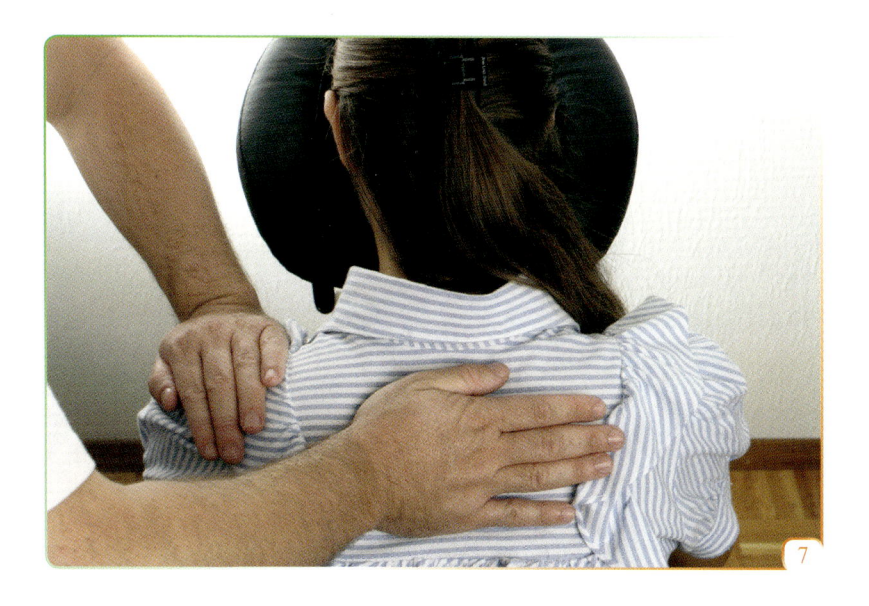

Primeiro, estique o cotovelo para trás o mais longe possível; mantendo, ao mesmo tempo, o contato; bloqueie o ombro e depois transfira o peso.

Numa cadeira que tenha um encosto reclinável para a cabeça, a pressão será exercida em direção ao solo em vez de para a frente, em particular, na primeira posição. Para você se colocar da maneira correta, adote a posição do arqueiro e faça a parte alta do corpo girar desde a cintura até que o seu braço fique perpendicular ao ponto.

*Posição da mão*

A palma da mão traça o contorno da borda medial da omoplata sobre três posições, não sobre a omoplata, mas ao longo de sua borda medial.

Dado que a borda medial da omoplata é curvada de maneira bem particular, seus dedos estarão voltados para o alto na primeira posição, horizontalmente na posição intermediária e para baixo na última posição.

A mão de segurança é colocada no ombro do cliente para evitar o contato dos dois corpos. Por causa de a omoplata girar de maneira lateral quando o braço está estendido para a frente, é de se esperar que a borda medial esteja igualmente deslocada lateralmente.

Não use a força do braço para efetuar as pressões, transfira o seu peso. O movimento de seu corpo implicado na pressão deve ser leve. Se seus ombros, quadris ou joelhos moverem-se mais de cinco metros, isso significa que a pressão é forte demais ou que você não está usando o peso do seu corpo.

# Pressão com o antebraço

Use a parte mais carnuda da zona do flexor do antebraço que se situa a cerca de um terço do caminho entre o cotovelo e o punho.

A palma está virada para baixo. O punho está bem relaxado.

Mantenha os ombros numa linha perpendicular à do antebraço que trabalha sobre os ombros do cliente.

Na primeira posição, seu braço ficará dobrado atrás da nuca, visando alcançar o primeiro ponto (foto 8).

O terceiro ponto fica na cavidade criada pela articulação do acrômio e da clavícula; não pressione os ossos.

Adotando a posição do braço do arqueiro, exerça pressão sobre três posições, seguindo o contorno da borda medial da omoplata, de cima para baixo, duas vezes.

Siga a curva da borda medial da omoplata com a parte carnuda da palma da mão. Isso geralmente significa que os dedos estarão ligeiramente apontados para cima na posição 1, voltados horizontalmente na posição 2 e ligeiramente para baixo na posição 3.

Deslize o pé que está atrás para a frente, para a pressão com o antebraço (ver linha *C* descrita mais à frente para a localização dos pontos) ao longo do topo do trapézio, duas vezes.

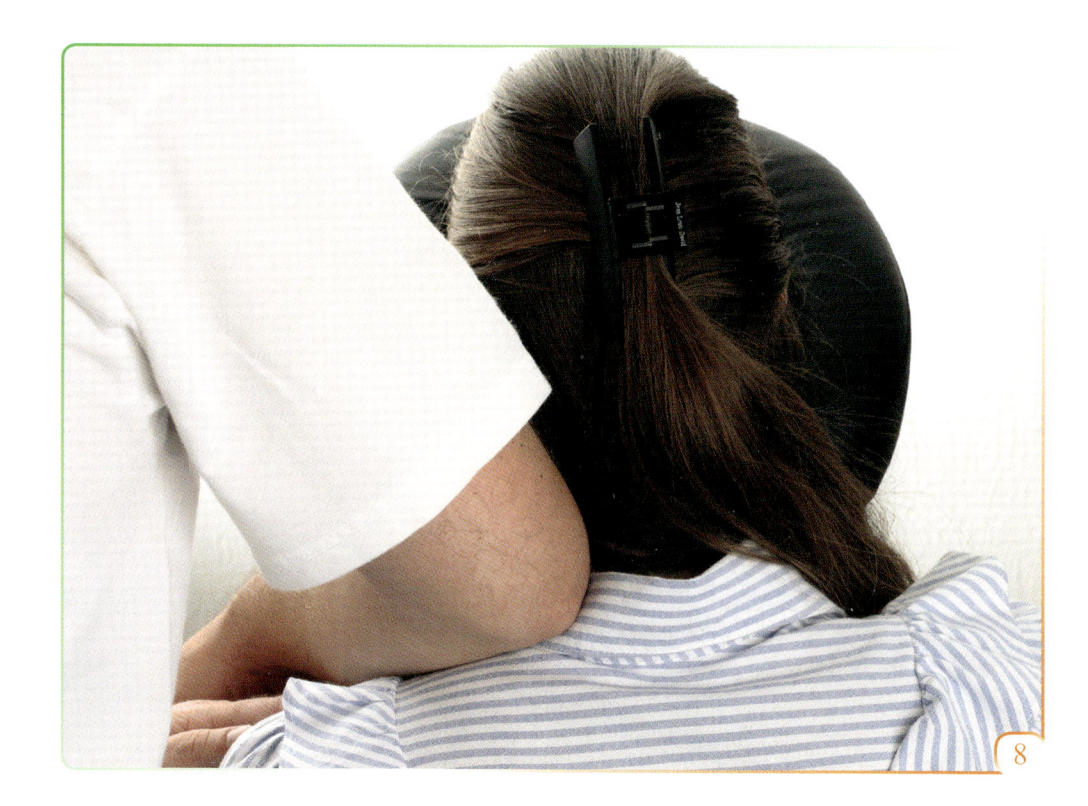

## Pontos no Ombro

Partindo da posição precedente, mova o pé direito o mais para trás possível, atrás do dorso esquerdo do cliente.

Se o cliente for alto ou se o ângulo da cadeira for estreito demais, coloque o pé ao lado do cliente e, à medida que você for descendo ao longo da linha, gire o pé para trás, atrás da linha central.

### Técnica do cotovelo

Coloque a mão de segurança achatada sobre as costas e o cotovelo no espaço situado entre o indicador e o polegar. Conserve o polegar da mão de segurança embaixo do cotovelo como suporte e guia (fotos 9, 10 e 11).

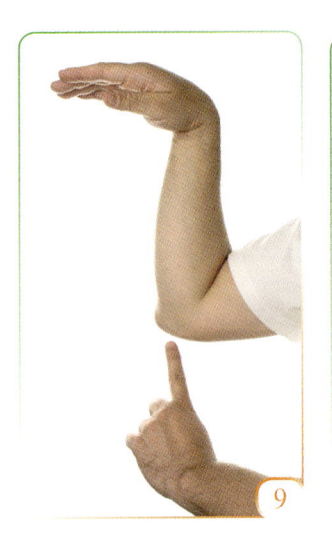

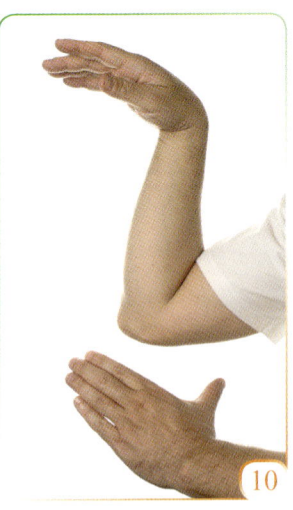

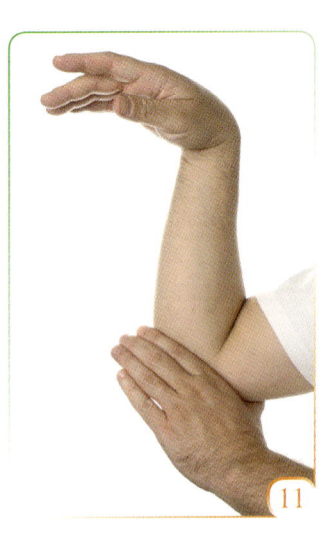

Assegure-se de que a linha que vai do seu ombro até o seu cotovelo forma um ângulo de 90° com a superfície de contato.

A palma fica virada para baixo, e o punho fica bem relaxado. Levante a mão e transfira o peso para o cotovelo com precaução (foto 12).

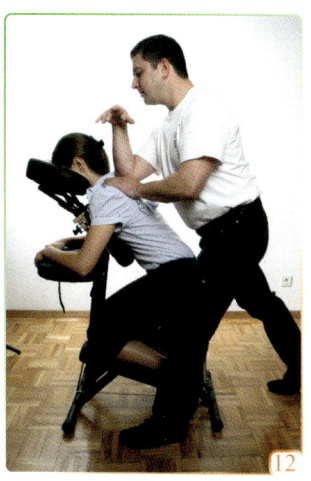

Durante a pressão, o seu cotovelo quase não deve se mexer. Não o abaixe sob o ponto de contato, descendo o calcanhar ou mexendo os quadris para a frente.

Apoie diretamente com a extremidade do cotovelo, mas evite picar com a ponta (foto 13).

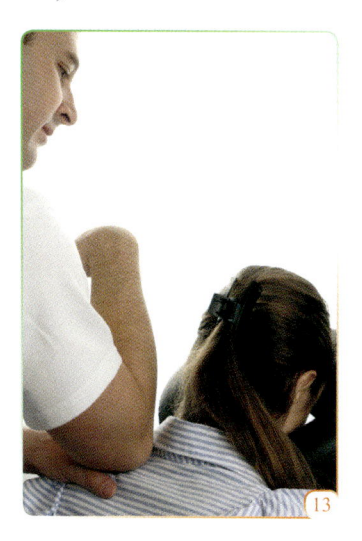

## Localização dos pontos

*Linha A*

Nove pontos ao longo do topo dos dorsos.

Primeiro ponto em frente da C7.

Nono ponto em frente ao ângulo inferior da omoplata (foto 14).

Cada ponto é espaçado pelo comprimento de uma costela.

Quando você chegar ao quinto ponto, deverá estar no meio do caminho da linha.

*Linha B*

Quatro pontos em torno da borda medial da omoplata.

Primeiro ponto ao lado do ângulo superior da omoplata sobre o topo do seu músculo elevador (foto 15).

Quarto ponto sobre o topo da borda inferior do trapézio, onde ele atravessa a borda medial da omoplata (quase na metade da omoplata) (foto 16).

*Linha C*

Três pontos sobre o topo do trapézio.

Primeiro ponto atrás da nuca, na junção do topo do trapézio com o dos músculos dos dorsos (foto 17).

Segundo ponto na metade do caminho entre a linha central do corpo e o ponto três (foto 18).

Terceiro ponto sobre o canto externo do ombro ao lado do acrômio, entre a clavícula e a ponta da omoplata (foto 19).

## Sequência do ombro

Técnica do cotovelo sobre as linhas *A*, *B* e *C*, duas vezes por linha.

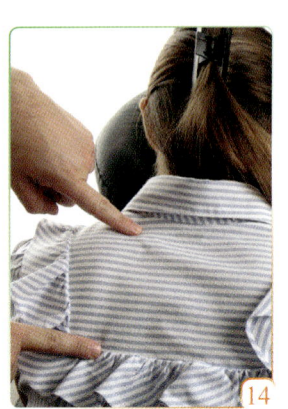

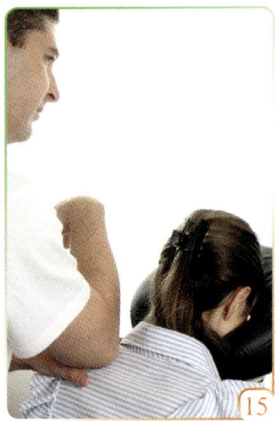

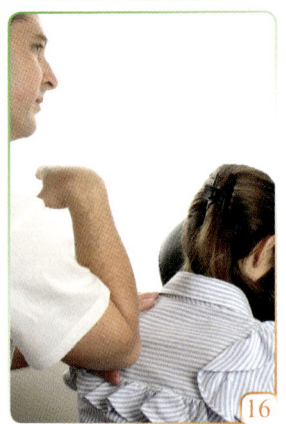

Idealmente, o pé que está para trás deveria situar-se na linha central atrás da cadeira.

Nas linhas *A* e *B*, gire a perna para trás quando passar de um ponto a outro. Lembre-se de que são pequenos movimentos de giro, muito menores que os efetuados na pressão com a palma das mãos por ocasião da sequência de abertura.

Quando atingir o quinto ponto da linha *A*, pergunte sempre aos novos clientes se a pressão lhes convém.

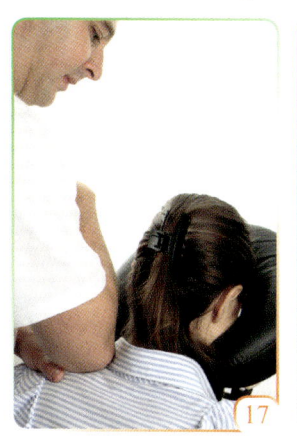

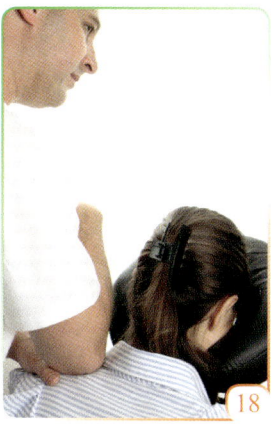

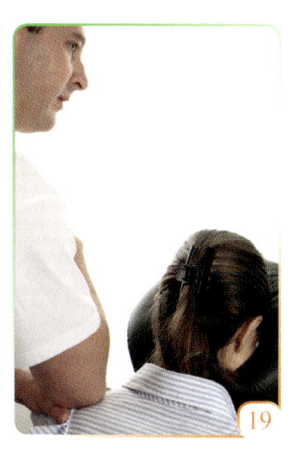

## Sugestões

Para ter a certeza de que está no centro de um ponto ou de uma linha, você pode aplicar uma leve pressão e mover o cotovelo da esquerda para a direita e/ou de alto para baixo para sentir o topo do músculo. No começo da sua prática, faça com frequência esse exercício a fim de verificar se você está no lugar certo. Com a experiência, esses movimentos efetuados sobre cada ponto tornar-se-ão imperceptíveis.

Lembre-se de que, quando você pressiona com o cotovelo, o peso do seu braço pode ser insuficiente. Pergunte ao cliente se a pressão lhe convém.

O mesmo princípio é válido para os polegares, palma das mãos e antebraços.

Quando você trabalhar num cliente cuja cabeça está apoiada num encosto de cabeça reclinável, preste atenção no ângulo de pressão, em particular, na terceira linha, sendo essa pressão dirigida para trás em vez de para o chão.

# Braço

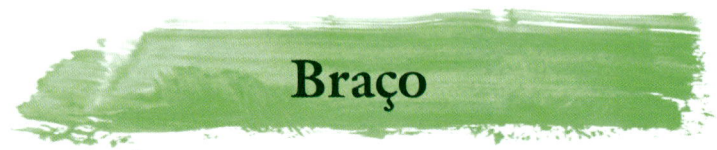

## Preparação da postura

Deslize o braço do cliente para fora do braço da cadeira; em seguida, fique de cócoras ao lado dele. Com uma cadeira que tenha encosto para a cabeça, você deverá estar diretamente na frente do ombro do cliente ou um pouco para a frente. Com uma cadeira sem encosto para a cabeça, você ficará na frente do ombro do cliente ou um pouco para trás da cadeira (10°).

Quando você trabalhar só com uma mão, a outra sustentará delicadamente o punho do cliente. Não aperte o punho, em vez disso, deixe-o repousar na sua mão.

## Pressão do bico de pato

Curve os dedos para trás e o polegar para baixo (foto 20).

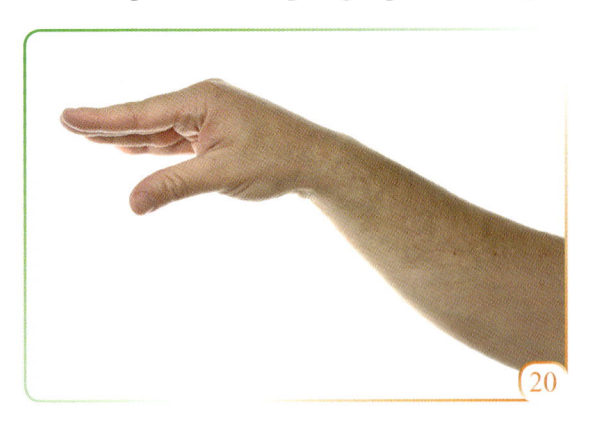

Aperte o espaço entre o músculo e o osso, com o bico formado pelos dedos e pelo polegar. Não aperte com a parte carnuda dos dedos e do polegar.

O polegar e os dedos apontam para o mais alto possível (seguindo a direção das fibras musculares).

Não vire o polegar para tentar distanciar o músculo do osso. Aperte pressionando o espaço criado entre o osso e o músculo.

## Marcha dos polegares

Os polegares seguem uma linha reta de cima para baixo por pressões alternativas.

Mantenha os polegares curvados e não dobrados. Tente conservar o punho acima do polegar.

Use o punho como alavanca para aplicar a pressão sobre cada ponto.

Os dedos servem de suporte desde a parte de baixo sem efetuar pressão. Se o braço do cliente for grosso demais para que os dedos alcancem a parte de baixo do braço, deixe-o simplesmente repousar ao lado do corpo e pressione diretamente com os polegares.

## Localização dos pontos

Cada linha contém cinco pontos ou posições espaçadas de maneira regular de cima para baixo.

Na primeira posição sobre o bíceps e o tríceps, o polegar fica na parte superior do deltoide.

A linha do meio começa debaixo do acrômio, no meio do deltoide. Todos os pontos são pressionados diretamente sobre o úmero. O último ponto fica abaixo do epicôndilo do úmero.

## Sequência do braço

Mantenha os braços bem retos. Não dobre os cotovelos e não afaste o braço do corpo do cliente.

1. Efetue a pressão do bico de pato sobre o bíceps, cinco posições, duas vezes (foto 21).

2. Desça ao longo da linha do úmero, pressionando alternativamente com os polegares, cinco pontos, duas vezes. Na primeira vez, comece com o polegar da mão que trabalhou a linha do bíceps; na segunda, comece com o polegar da mão que vai trabalhar sobre a linha do tríceps. A pressão sobre os

três últimos pontos é mais suave que sobre os dois primeiros (foto 22).

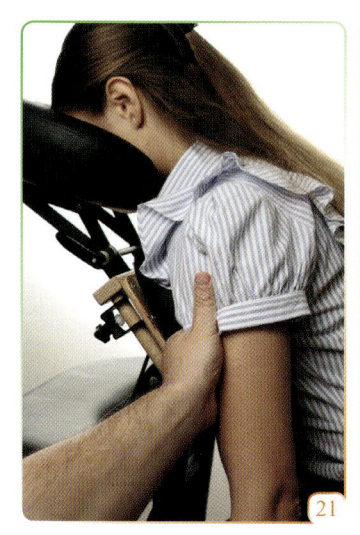

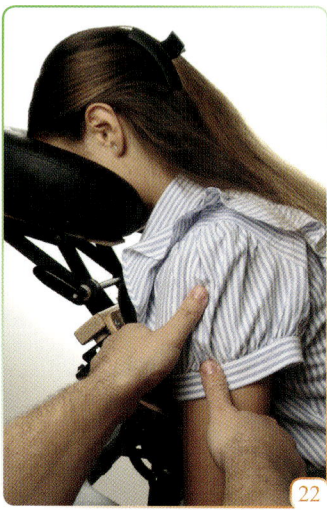

3. Efetue a pressão do bico de pato sobre o tríceps, cinco posições, duas vezes (foto 23).

## Sugestão

Na posição sobre o bíceps e o tríceps, levante o braço do cliente a fim de colocar a sua mão em forma de bico de pato o mais alto possível, sem beliscar a pele (foto 24).

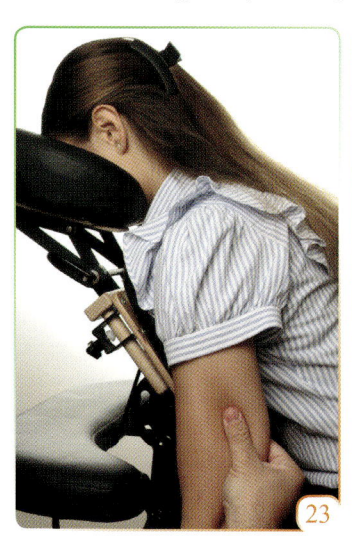

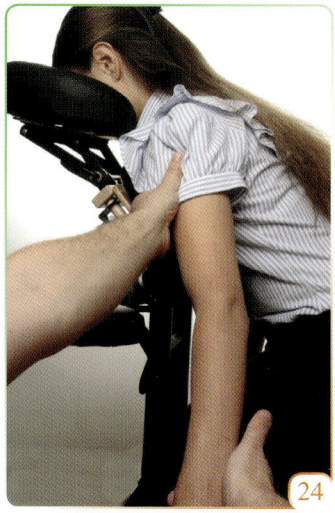

## Parte Externa do Antebraço

## Preparação da postura

Gire o punho do cliente (foto 25) para que a linha sobre a qual você trabalha fique à sua frente: lado do polegar na primeira vez, costas da mão na segunda e lado do dedinho na terceira.

*Pressão com só um polegar*

Mantenha o polegar curvado e não dobrado.
Pressione com a parte carnuda do polegar.
Dobre o polegar sob o punho.
Conserve o braço reto e apoie-se a partir do ombro.
Seus dedos ficam retos e servem de guia e de sustentáculo para o polegar, a fim de que este fique na mesma linha.

## Localização dos pontos

*Linha A*

Linha radial.
O primeiro ponto fica no fim da dobra do cotovelo (foto 26).
Os segundo, terceiro e quarto pontos são pressionados diretamente sobre o rádio.
O quinto ponto fica na tabaqueira[2] (foto 27).

*Linha B*

Entre o rádio e o cúbito.
O primeiro ponto começa no fim da cavidade, formando um *canyon* entre os dois ossos (foto 28).

---

2. Depressão do punho formada na saliência dos tendões do polegar.

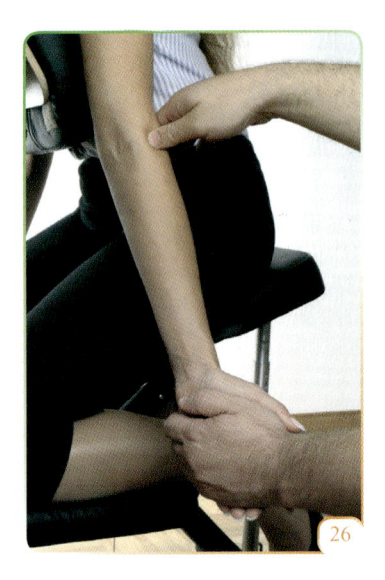

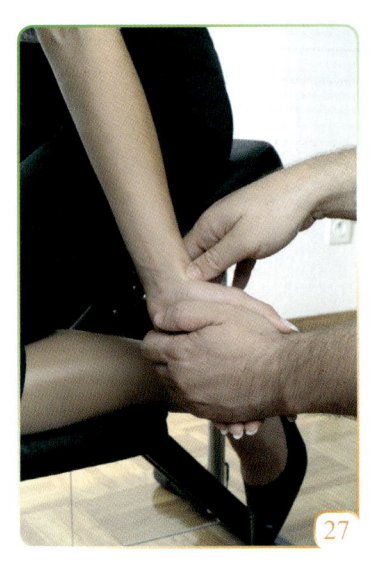

O segundo, terceiro e quarto pontos são espaçados de maneira regular entre os dois ossos (foto 29).

O quinto ponto fica no pequeno buraco nas costas do punho (foto 30). Para localizar este ponto, ache primeiro a grande cavidade no meio da dobra do punho, em seguida, deslize o polegar para o cúbito até que ele role sobre o tendão. Pressione do outro lado deste tendão e estará sobre o ponto.

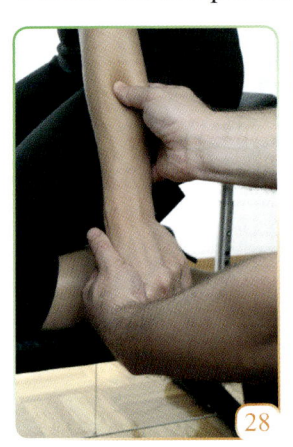

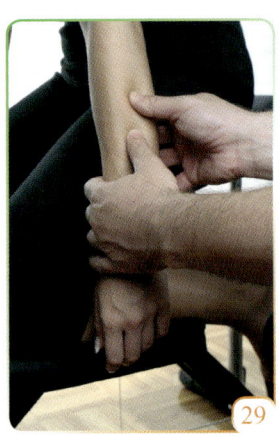

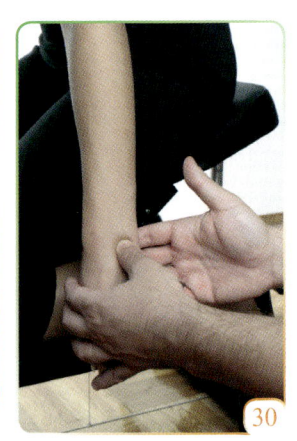

## Linha C

Entre o cúbito e o músculo flexor.

O primeiro ponto fica embaixo do cotovelo, atrás do cúbito (foto 31).

O segundo, terceiro e quarto pontos são espaçados de maneira regular.

O quinto ponto fica no punho (perto do cúbito), diretamente na frente da tabaqueira (foto 32).

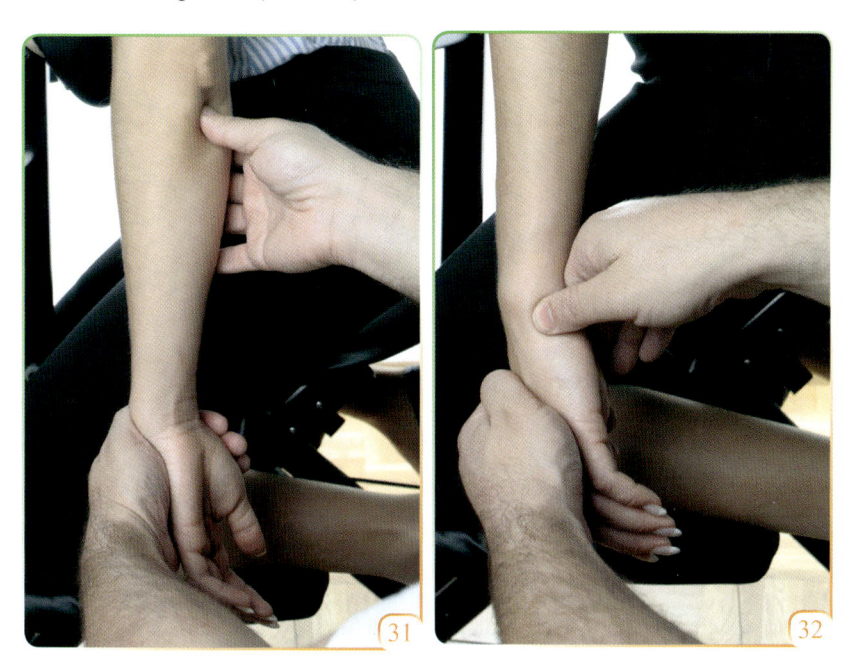

## Sequência

Vire o punho do cliente de tal maneira que o polegar dele fique à sua frente.

Ao mesmo tempo, deslize, alguns centímetros para baixo, o polegar da mão que trabalhou sobre o tríceps, até que ele fique no final da dobra do cotovelo.

Coloque seu polegar em diagonal (no mesmo sentido das fibras musculares), curve-o e leve o pulso para cima do polegar.

Pressione os cinco pontos da linha *A* duas vezes. Lembre-se de se apoiar e de efetuar a pressão a partir do ombro, mantendo o braço estendido.

Para executar a linha *B*, vire o punho do cliente para que as costas da mão dele fiquem à sua frente. Os polegares descem ao longo da linha, pressionando de maneira alternada os cinco pontos, duas vezes. Comece com o mesmo polegar que foi usado na linha *A*. Os polegares estão voltados para o ombro do cliente, entre os ossos.

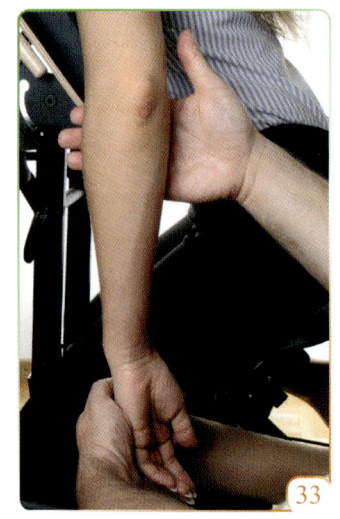

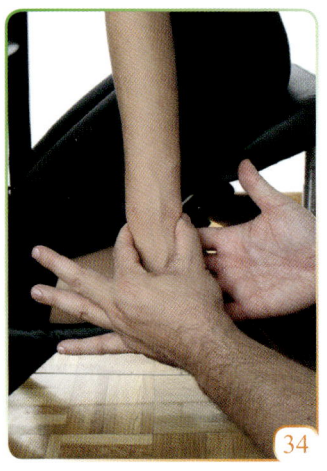

Na linha *C*, coloque os seus dedos debaixo do cotovelo e gire-o para que ele fique à sua frente (foto 33). Para trabalhar todos os pontos desta linha, é igualmente útil virar a palma da mão do cliente para cima (exceto no último ponto, havendo a necessidade de que o lado esquerdo do punho fique à sua frente). Ponha o dedo embaixo do cotovelo e deslize-o descendo atrás do cúbito. Pressione os cinco pontos, duas vezes, apoiando-se em seu ombro.

Pressione duas vezes os pontos dos dois lados do punho do cliente (os quintos pontos das linhas *A* e *C*) com o indicador e o polegar da mão que sustentava o punho (foto 34). Enquanto você estiver pressionando estes pontos, dobre o cotovelo do cliente com a outra mão, levante-se e ponha o braço de novo sobre o apoio de braço diante da cadeira.

## Sugestões

Se você não puder girar o punho do cliente para colocar a linha *C* à sua frente (por causa de uma luxação do ombro ou da posição da cadeira), dobre o cotovelo de modo que o braço fique curvado e transfira o seu peso para a frente.

Lembre-se de que, em todas as linhas do braço e do antebraço, seu polegar deve dirigir-se para o ombro do cliente, exceto na linha *A* do antebraço, do lado do rádio.

## Costas da Mão

**Preparação da postura**

Coloque seu pé esquerdo para a frente e seu pé direito para trás (foto 35). Fique atento para que suas costas fiquem retas. Para tanto, afaste um pouco as pernas. Não incline o tórax para a frente.

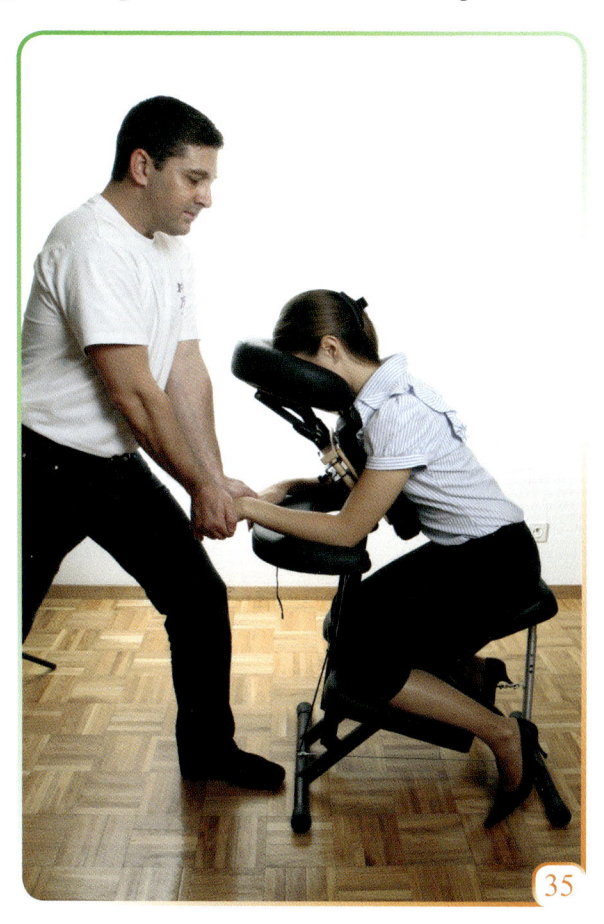

## Alongamento da mão

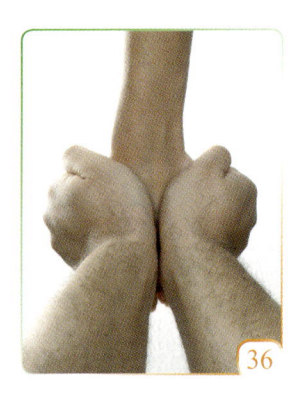

Coloque os seus punhos lado a lado sobre as costas da mão do cliente, para que as partes carnudas da palma das suas mãos se toquem (seus polegares não se tocam) (foto 36).

Separe os seus punhos, fazendo-os descer de cada lado da mão do cliente, como se você quisesse alargá-la.

## Alisamento dos espaços metacárpicos

Os dedos ficam debaixo das articulações dos metacarpos e das falanges, e os lados externos dos polegares ficam sobre as articulações dos metacarpos e dos carpos. Os dois polegares alisam os espaços entre os ossos metacárpicos, descendo ao longo da mão até as juntas dos dedos (pequenas peles entre os dedos). Trata-se de uma técnica de alavanca: seus dedos levantam as articulações desde a parte de baixo, enquanto os lados dos seus polegares escorregam ao longo da mão entre os dedos (fotos 37 e 38).

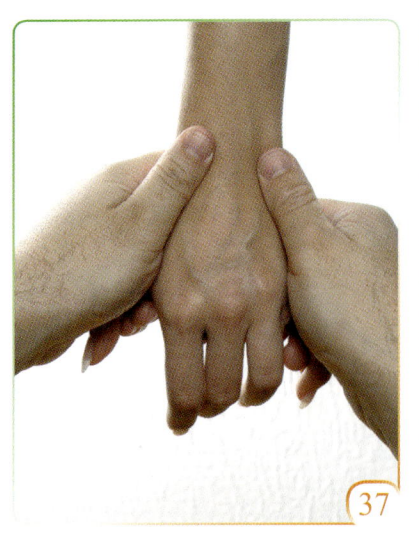

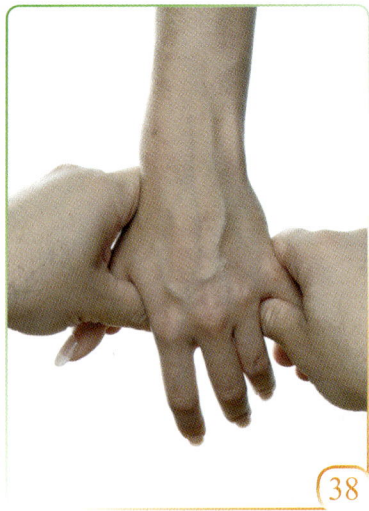

## Fricção dos espaços metacárpicos

A posição da mão é a mesma do alisamento, mas, enquanto os dedos levantam as articulações desde a parte de baixo, deslize um polegar ao mesmo tempo, pouco a pouco e alternadamente, descendo ao longo da mão. Os lados dos polegares entrarão um pouco mais profundamente nos espaços que com a técnica do alisamento (fotos 39 e 40).

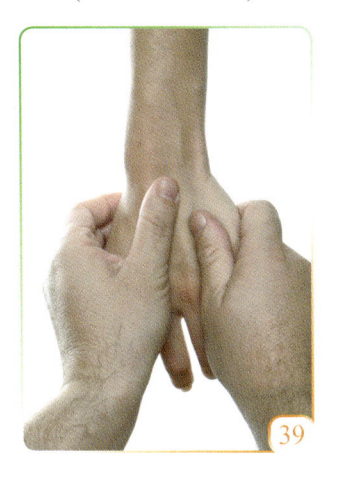

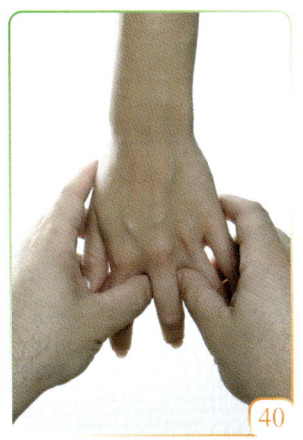

## Localização dos pontos

O ponto sobre as costas da mão situa-se na metade do caminho ao longo do segundo metacarpo, em direção ao meio do osso (foto 41).

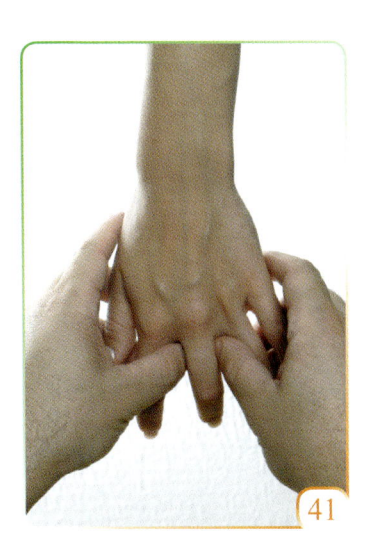

## Sequência

Ponha os punhos lado a lado (são as partes carnudas da palma das mãos que se tocam e não os polegares) sobre as costas da mão do cliente e estique-as duas vezes.

Alise uma vez os espaços metacárpicos externos até as juntas (entre o primeiro e o segundo metacarpos e entre o terceiro e quarto).

Friccione duas vezes os espaços metacárpicos externos até as juntas.

Alise uma vez os espaços metacárpicos internos (entre o segundo e o terceiro metacarpos e entre o terceiro e quarto). Friccione duas vezes os espaços metacárpicos internos até as juntas.

Coloque o polegar da mão externa na metade do caminho ao longo do segundo metacarpo entre o polegar e o indicador do cliente. Com o braço estendido e o polegar curvado, pressione o ponto duas vezes, apoiando-se no ombro.

Vire a mão para cima e prepare-se para trabalhar na parte interna do antebraço.

## Sugestões

Se a mão do cliente for muito maior que a sua, será mais fácil atingir as linhas de alisamento e de fricção se você colocar a mão externa entre o polegar e o indicador do cliente, como se quisesse apertar-lhe a mão.

## Parte Interna do Antebraço

### Posição

A mesma das costas da mão.

### Localização dos pontos

A linha *A* situa-se no prolongamento do dedinho, começa no bojo da dobra do cotovelo e termina no ponto interno da dobra do punho (foto 42).

A linha *B* situa-se no centro do antebraço, começa no tendão no meio da dobra do cotovelo e termina no meio da dobra do punho (foto 43).

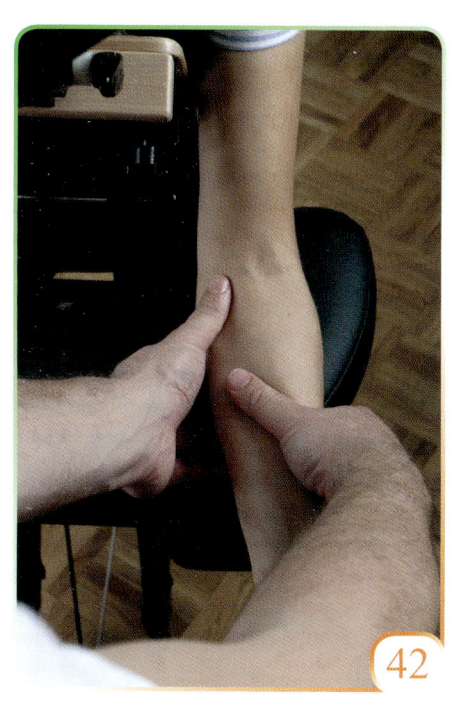

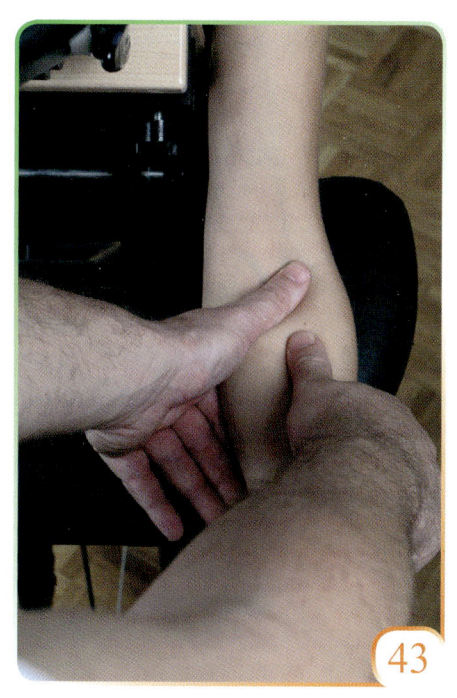

A linha C situa-se no prolongamento do polegar, começa no "bolso" da dobra do cotovelo e termina no ponto externo da dobra do punho (fotos 44 e 45).

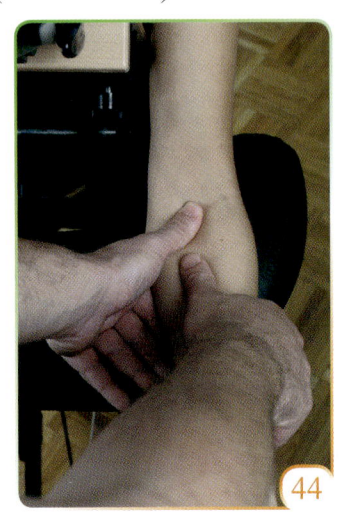

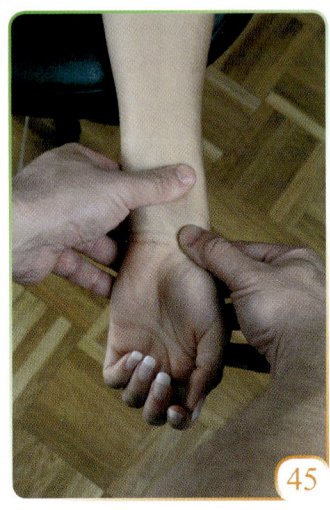

## Sequência

Depois de terminar as costas da mão, gire o braço do cliente desde o cotovelo, de modo que o músculo flexor fique exposto.

Mantenha essa mão sobre o cotovelo e deslize o polegar até ele ficar sobre o bojo da dobra do cotovelo, com os dedos sustentando o braço por baixo. Por pressões alternadas, os polegares descem ao longo da linha A sobre cinco pontos, até a dobra do punho. Repita começando desta vez com o polegar externo.

Repita a sequência nas linhas B e C.

## Sugestões

Enquanto vira o antebraço, levante o cotovelo do apoio de cotovelos e o reposicione ligeiramente na parte interna para impedir que vire. Use os dedos embaixo para manter o antebraço virado para cima.

Mantenha os polegares curvados e não dobrados, bem como o punho acima do polegar o máximo possível.

Os polegares devem estar voltados no mesmo sentido das fibras musculares do antebraço.

No que diz respeito aos pontos da dobra do cotovelo, a pressão deve estar voltada para a articulação do cotovelo e não perpendicular ao braço.

## Palma da Mão

### Localização do ponto

O ponto na palma da mão situa-se na metade do caminho ao longo do primeiro osso metacárpico, no meio do tênar.[3] A pressão é dirigida para o osso (foto 46).

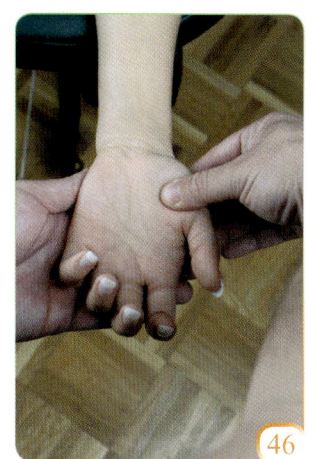

### Sequência

Coloque os punhos lado a lado sobre a palma da mão do cliente e estique-a duas vezes (foto 47).

Alise uma vez os espaços metacárpicos externos até as juntas (entre o primeiro e o segundo metacarpos, e entre o terceiro e quarto) (fotos 48 e 49).

Friccione duas vezes os espaços metacárpicos externos até as juntas.

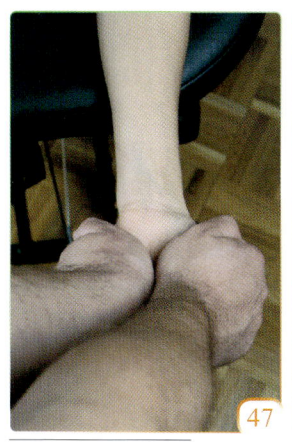

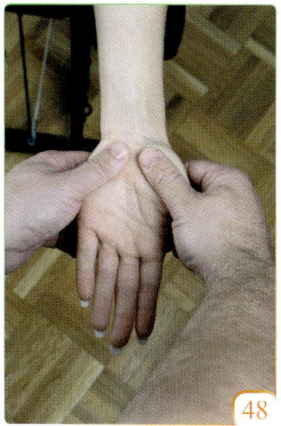

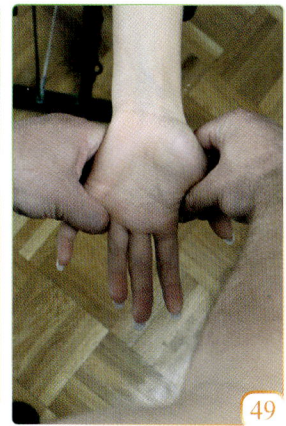

---

3. Saliência formada na palma da mão pelos músculos curtos do polegar.

Alise uma vez os espaços metacárpicos internos (entre o segundo e o terceiro metacarpos, e entre o terceiro e quarto).

Friccione duas vezes os espaços metacárpicos internos até as juntas.

Com os dedos da sua mão externa sustentando por baixo o lado do polegar do cliente, curve o polegar na direção do tênar e pressione o ponto duas vezes, mantendo o braço reto e apoiando-se a partir do ombro.

Vire a palma para cima e prepare-se para trabalhar sobre os dedos (foto 49).

## Dedos

### Fricção das moedas

O seu polegar e o lado do seu indicador massageiam o dedo do cliente, desde a base até a extremidade, como se você friccionasse duas moedas uma contra a outra. Assegure-se de que está friccionando com o meio da falange do indicador, não com a articulação (foto 50).

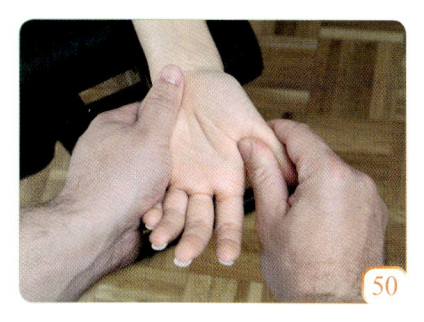

### Estalo dos dedos

Pegue a extremidade do dedo entre a segunda falange do indicador e a segunda falange do anular (foto 51).

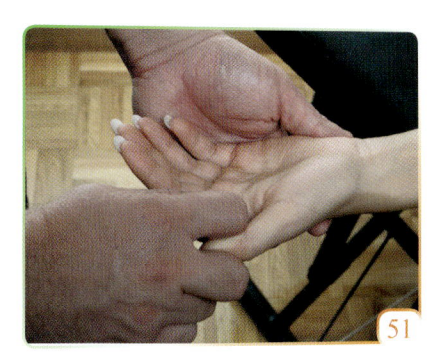

O polegar é colocado sobre o indicador para aumentar um pouco a pressão.

Dobre a articulação distal do dedo do cliente para cima; em seguida, puxe de maneira paralela à linha dos dedos, a fim de efetuar o estalo (fotos 52 e 53).

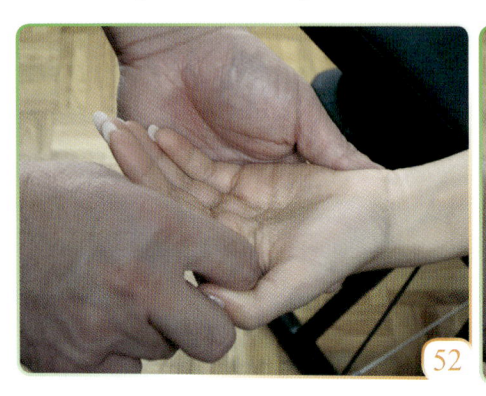

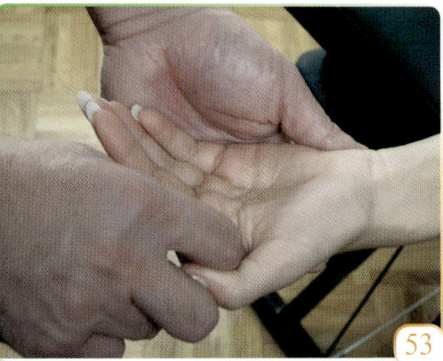

Assegure-se de que está esticando reto e para a frente, não para baixo nem para cima.

## Localização dos pontos

Dois pontos de cada lado da extremidade dos dedos, na base da unha. Você deverá sentir um ligeiro "oco" enquanto aperta (foto 54).

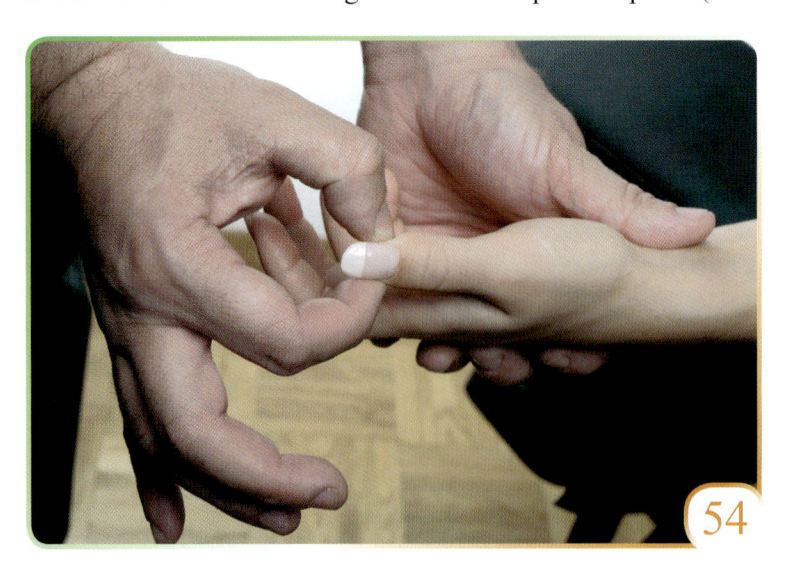

## Sequência

Comece pelo polegar. Depois de pressionar o ponto no meio do tênar, friccione a parte de cima e a parte de baixo do polegar do cliente (para a frente e para trás) (foto 55).

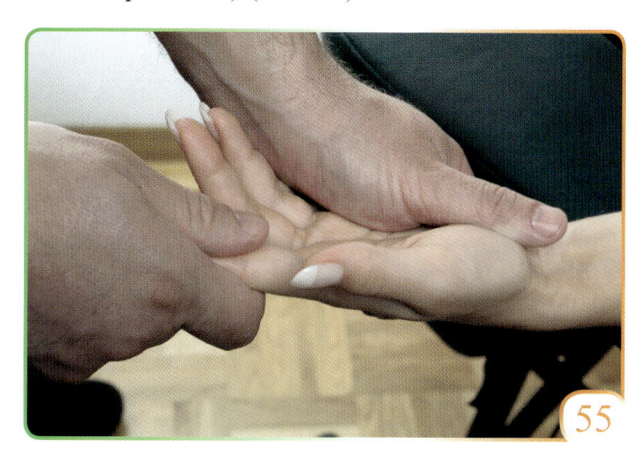

Volte para a base do polegar do cliente e vire o seu próprio polegar e indicador em 90° para fora.

Friccione, em seguida, os lados do polegar do cliente. Quando você chegar na extremidade do polegar, faça uma pausa e aperte uma vez os dois pontos de cada lado da unha. Use a extremidade do polegar e o lado da segunda falange do indicador para apertar.

Estale a extremidade do polegar. Vá para o indicador e repita a sequência.

Volte para a base do indicador e vire o seu polegar em 90° para fora. Friccione os lados do indicador.

Pressione uma vez os pontos na base da unha; em seguida, estale a extremidade do dedo.

Repita a mesma sequência nos três outros dedos.

## Alongamento do Braço

### Sequência

Mova-se para o lado do ombro do cliente; em seguida, gire de maneira que você fique na frente da cadeira, voltado para frente (foto 56).

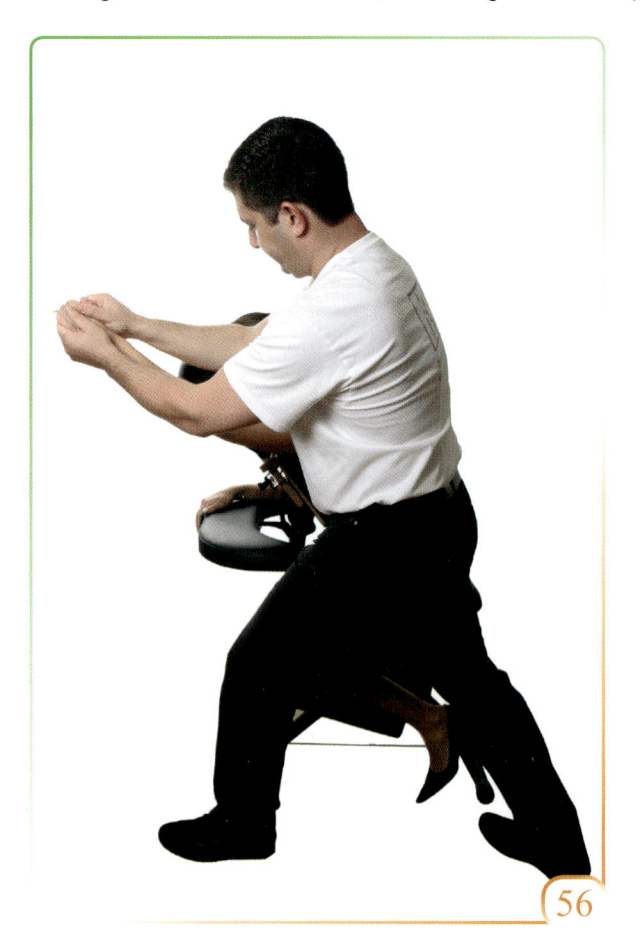

Pegue o punho do cliente com as duas mãos, colocando os polegares paralelos nas costas da mão dele (foto 57).

Estique o braço do cliente no prolongamento do corpo. Dobre o joelho para frente, incline-se também para frente, estique-se sobre o braço, fazendo-o vibrar durante cerca de 2 segundos.

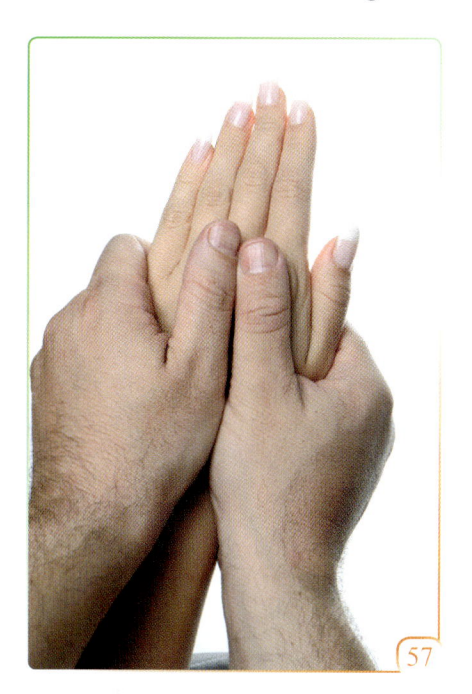

## Costas

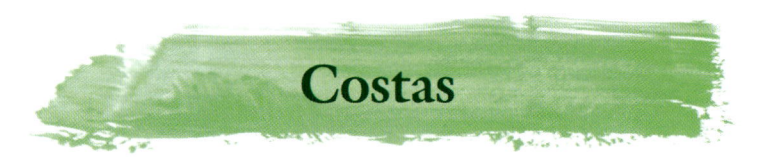

## Pressão com os polegares superpostos

Um polegar sobre a unha do outro.
Mantenha os punhos acima dos polegares.
Alongue os polegares no prolongamento dos punhos.
Os polegares são postos em diagonal, e os dedos são voltados para os lados.

## Localização dos pontos

### Linha A

Nove pontos sobre o topo dos dorsos.

O primeiro ponto fica na frente do ângulo interno da omoplata, no mesmo lugar que o nono ponto da linha *A* na sequência do ombro.

Do segundo ao oitavo pontos, os espaços localizam-se em igual distância.

O nono ponto fica acima do sacro (foto 58).

### Linha B

Três pontos, todos situados na borda externa do grupo dos músculos dos dorsos.

O primeiro ponto fica abaixo da décima segunda costela.

O segundo ponto fica na metade do caminho entre o primeiro e o terceiro pontos.

O terceiro ponto fica acima do topo do ilíaco (foto 59).

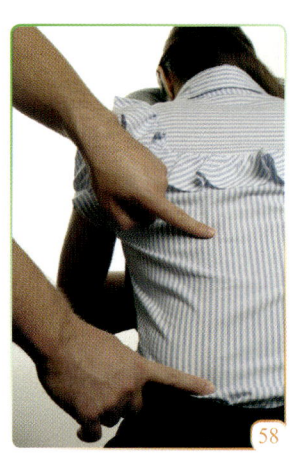

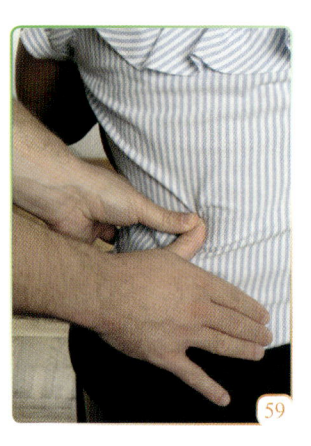

## Sequência

Comece com o pé esquerdo para frente e o direito para trás. Mesma posição da abertura do *kata*: o pé direito para trás, na linha central atrás do cliente, e o pé esquerdo para a frente, no lado.

Pressione com as duas palmas ao longo dos dorsos, começando em frente das bordas inferiores das omoplatas e terminando acima do sacro, cinco posições, uma vez (foto 60).

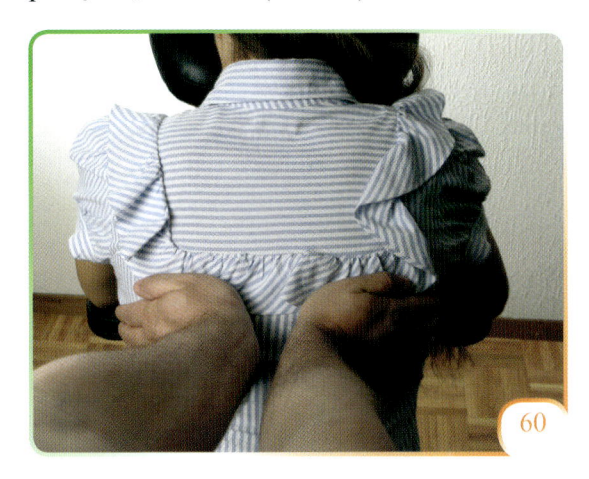

Mova a perna para trás cerca de meio passo para o lado. Deslize a mão esquerda para o ombro esquerdo e a mão direita por cima da espinha dorsal sobre o dorso esquerdo, diante da parte de baixo da omoplata, com os dedos apontando para a direita.

Pressione com uma só palma ao longo do topo dos dorsos, cinco posições, uma vez (foto 61).

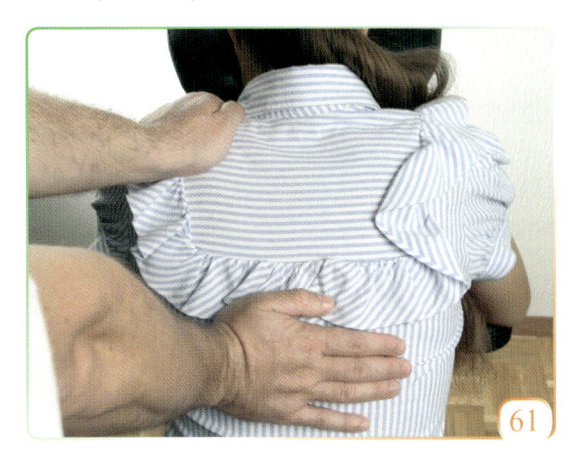

Pressione com os polegares superpostos nove pontos, duas vezes. A extremidade do seu polegar direito é colocada sob a extremidade do seu polegar esquerdo (foto 62).

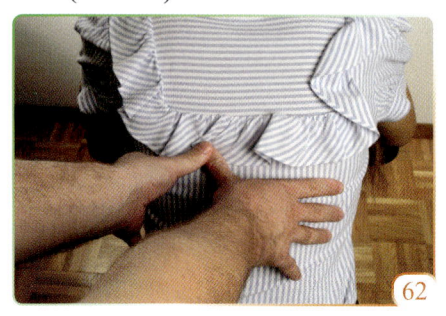

Mova a perna que está atrás para o lado e pressione os três pontos da linha *B* sobre a borda externa dos dorsos, duas vezes (foto 63).

Equilibre a perna que está atrás para trás do cliente e feche da mesma maneira que abriu, pela pressão com uma só palma, uma vez.

Inverta a mesma posição para trabalhar sobre a parte direita do corpo (imagem no espelho), dando um passo para a direita com o pé direito e pondo o pé esquerdo para trás. Deslize a mão direita para o ombro direito e a mão esquerda por cima da espinha dorsal, sobre o dorso direito, de frente para a parte debaixo da omoplata.

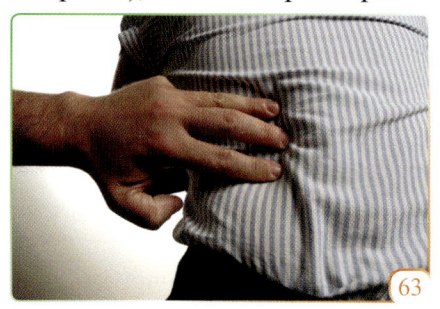

Repita a mesma sequência no lado direito do corpo.

## Sugestões

Não se esqueça de girar o pé para trás à medida que for passando de um ponto a outro em todas as linhas.

Use a extremidade dos dedos para achar o ângulo inferior da omoplata quando começar a trabalhar na linha *A* com os polegares.

Quando começar a linha *A*, assegure-se de perguntar aos novos clientes, em particular, se a pressão lhes convém.

## Quadris

### Rotação das palmas

Pressão com a palma das mãos sobre os pontos situados de cada lado dos quadris, apertando a partir dos cotovelos.

### Localização dos pontos

Os três pontos situam-se sob o topo do osso ilíaco, nos músculos das nádegas.

O primeiro ponto fica na linha mediana dos lados do corpo, atrás da espinha ilíaca anterior (foto 64).

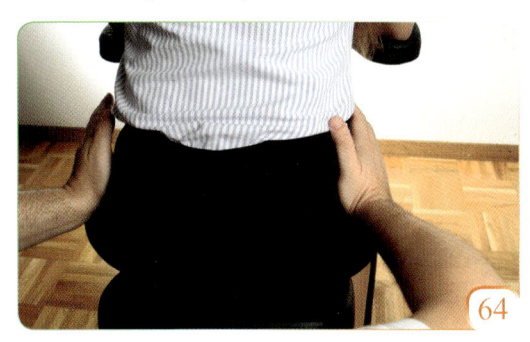

O segundo ponto fica cerca de 3 cm atrás do primeiro (foto 65).

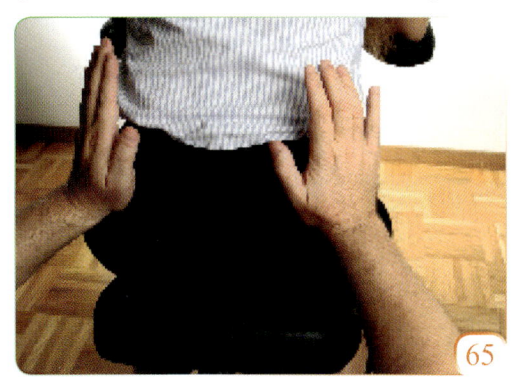

O terceiro ponto fica cerca de 3 cm do segundo, numa linha que desce 45° para trás (foto 66).

Se a bacia ficar inclinada numa cadeira de massagem reclinável, adapte, consequentemente, os pontos.

## Sequência

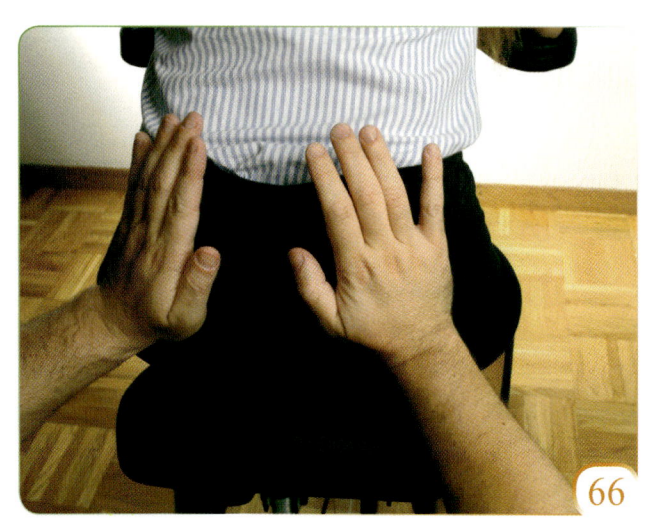

Fique de cócoras atrás do cliente, posicionando-se perto do corpo. Seus cotovelos apontam para fora para dar mais força à pressão.

Afunde a parte carnuda da palma das mãos no primeiro ponto e aperte-o a partir dos cotovelos. Mantenha a pressão e efetue três pequenos círculos para frente.

Relaxe a pressão, passe para o segundo ponto e repita.

Passe para o terceiro ponto e repita.

Repita os movimentos de rotação nos três pontos.

## Escovadela em Cascata

## Técnica

Essa escovadela se parece com uma cascata por duas razões. Primeiro, deixe as suas mãos caírem pela força do peso. A escovadela não será nem lenta nem rápida; deixe simplesmente a força da gravidade fazer o trabalho. Em seguida, suas mãos seguem a superfície tocada como a água nas rochas.

## Sequência

A partir da posição de cócoras, coloque as mãos na base do crânio e desça em cascata ao longo das costas, duas vezes.

Levante-se ao mesmo tempo em que efetua a segunda escovadela e prepare-se para trabalhar na nuca.

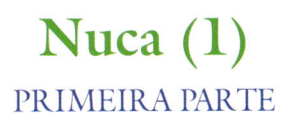

# Nuca (1)
### PRIMEIRA PARTE
Cinco pontos na base do crânio

## Preparação da postura

*A nuca do cliente*

Assegure-se de que a nuca do cliente está completamente acessível, a fim de poder trabalhar sobre os pontos e as linhas. A nuca não deve estar inclinada para trás.

Se você quiser que o cliente se endireite e que incline o rosto para a frente:

Faça duas vezes uma varredura com as mãos (foto 67).

A mão que não trabalha repousa sobre o crânio (foto 68).

Numa cadeira com um encosto reclinável para a cabeça, você pode trabalhar a nuca sem fazer com que o cliente se endireite.

No começo da massagem, não se esqueça de colocar o encosto reclinável de tal modo que a nuca fique completamente acessível. Caso contrário, você deve endireitar o cliente para ajustar o encosto antes que ele retome a posição.

*O corpo do massagista*

O massagista fica de pé atrás do cliente, com a perna ficando atrás, um pouco de lado, do terceiro ponto em vez de atrás da linha central.

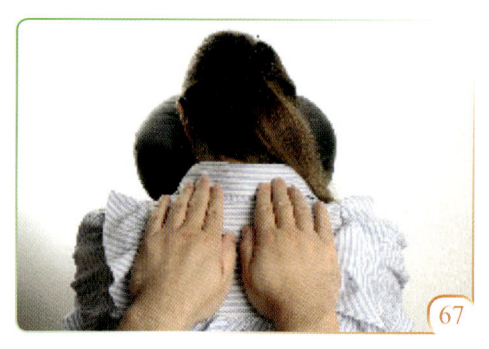

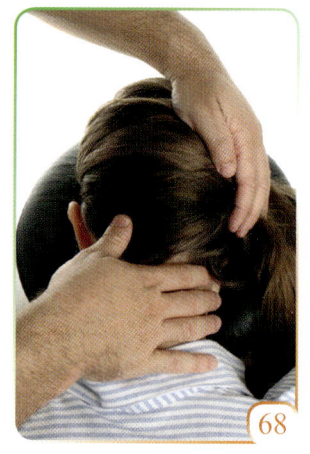

## Localização dos pontos

Todos os pontos ficam ao longo da base do crânio. A pressão será exercida em direção ao meio do rosto do cliente. Não pressione debaixo do crânio, nos músculos da nuca. Pressione sobre os pontos de ligação dos tendões.

Primeiro ponto: sobre a linha central, sob a protuberância occipital (foto 69).

Segundo ponto: no topo do trapézio.

Terceiro ponto: na depressão situada entre o trapézio e o músculo esternoclidomastoídeo (SCM).

Quarto ponto: sobre o músculo SCM, exatamente do outro lado da depressão.

Quinto ponto: sobre o músculo SCM, exatamente atrás da protuberância do mastoide (foto 70).

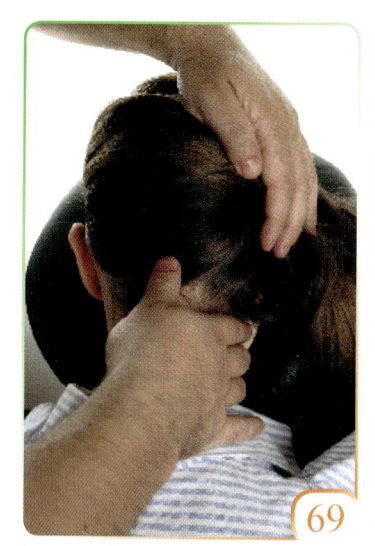

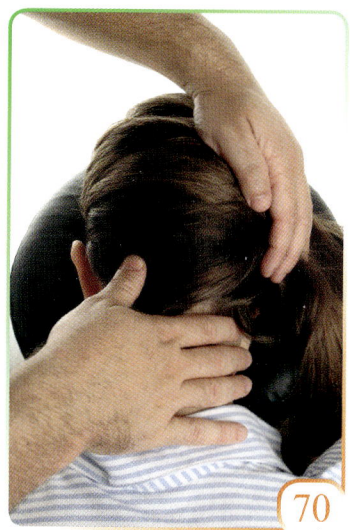

## Revisão técnica

*Pressão com um só polegar*

Verifique se está apertando com a parte carnuda do polegar. O seu polegar deve apontar para cima, não em diagonal. Os seus dedos devem estar relaxados ao longo do lado da nuca.

Você deve poder traçar uma linha reta desde o seu cotovelo até o meio do rosto do cliente, passando pelo seu punho, parte carnuda do polegar e ponto de pressão.

Se você for suficientemente alto para fazer com que essa linha passe pelo seu ombro, será melhor. Caso contrário, efetue a pressão desde o cotovelo.

## Sequência

Se necessário, reposicione o cliente a fim de que a sua nuca fique acessível.

A mão de segurança (mão esquerda no lado esquerdo, mão direita no lado direito) é posta sobre a cabeça.

Pressione os cinco pontos na base do crânio. Polegar direito no lado esquerdo; polegar esquerdo no lado direito.

Enquanto trabalha, pergunte aos novos clientes se a pressão lhes convém.

Repita os cinco pontos.

Mova-se para a frente da cadeira para efetuar as três linhas sobre o lado da nuca.

# Nuca (2)
## SEGUNDA PARTE
Três linhas sobre o lado da nuca

## Preparação da postura

Mova-se para o lado da cadeira. O seu esterno fica de frente para a borda anterior da cadeira, a fim de que o seu cotovelo fique diretamente acima das linhas. Vire os ombros, a fim de ficar na frente dos do cliente.

O seu pé que está para a frente fica perto da cadeira, e o que está para trás, um pouco mais afastado.

## Localização dos pontos

Todas as linhas começam na base do crânio e terminam na base do ombro. O último ponto de cada linha situa-se o mais das vezes ligeiramente acima de C7. Ocasionalmente, ficará na frente, mas é raro que fique abaixo (foto 71).

A linha *A* começa sobre o segundo ponto na base do crânio e desce do topo do trapézio até a base da nuca. Cinco pontos espaçados em igual distância, duas vezes.

A linha *B* começa sobre o terceiro ponto na base do crânio, na depressão, e é paralela à linha *A* ao longo da nuca. Cinco pontos, duas vezes.

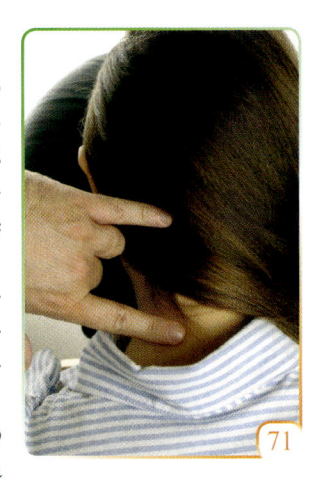

A linha *C* começa sobre o quarto ponto na base do crânio, sobre o SCM, e é paralela à linha *B* ao longo da nuca. Cinco pontos, duas vezes.

## Pressão do polegar, punho relaxado

Primeiro, forme um bico de pato com a mão. O polegar fica curvado sob a palma da mão, e os dedos, relaxados.

O segredo desta técnica é posicionar o cotovelo e o polegar perpendiculares ao ponto que será pressionado. O cotovelo e o polegar ficarão nessa posição.

Para começar, o seu punho é dobrado para a frente.

O seu polegar fica apontado o máximo possível para baixo, e o seu punho fica paralelo ao chão (foto 72).

Endireitando o punho, você pressiona sobre o ponto com o polegar (foto 73).

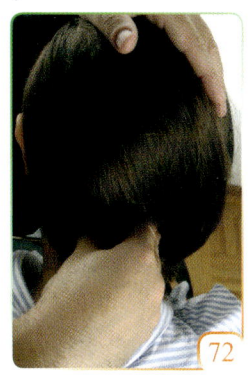

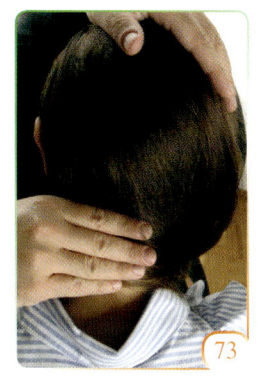

Seus dedos estão relaxados do outro lado da nuca, mas não a apertam.

Imagine que você está enfiando uma tachinha reta numa parede.

## Sequência

Mova-se para a frente da cadeira, conforme descrito anteriormente, com a mão de segurança sempre posta sobre a cabeça. Use o polegar direito sobre o lado esquerdo, e o polegar esquerdo sobre o lado direito.

*Pressão do polegar, punho relaxado,*
 cinco pontos sobre a linha *A*, duas vezes.

*Pressão do polegar, punho relaxado,*
 cinco pontos sobre a linha *B*, duas vezes.

*Pressão do polegar, punho relaxado,*
 cinco pontos sobre a linha *C*, duas vezes.

*Pressão do polegar, punho relaxado,*
 C5, B5 e A5, duas vezes.

Mova-se para trás do cliente; em seguida, para o lado direito e repita os cinco pontos na base do crânio e nas três linhas no lado da nunca.

De acordo com a maneira pela qual você posicionou o cliente, sustente-o pelos ombros, pedindo-lhe que se endireite ou então que erga a cabeça, ajudando-o com a mão de segurança (foto 74).

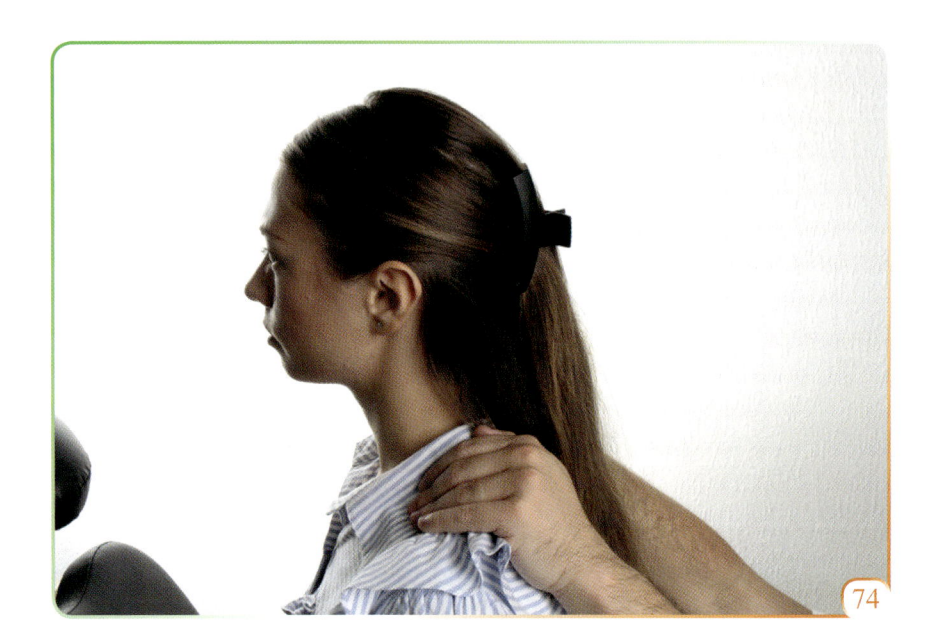

## Alongamento da Nuca

### Alongamentos

Os alongamentos que praticamos são movimentos suaves de abertura e de alongamento das articulações. Não são exercícios que pedem que se fique esticado e que se dê profundas expirações.

Todos os alongamentos seguem uma linha em arco de círculo e não uma linha reta.

O pé que está para a frente fica perto da cadeira, o que está para trás fica um pouco mais afastado.

### Sequências

Deslize a mão esquerda sobre o ombro esquerdo do cliente e a mão direita sobre o lado esquerdo da cabeça.

Incline a nuca para a direita, seguindo um arco de círculo. Não se apoie na orelha. Mantenha o cotovelo no ar e não deixe o antebraço descansar sobre a cabeça (foto 75).

Mude de mão e repita a sequência no lado direito, inclinando a nuca para a esquerda (fotos 76 e 77).

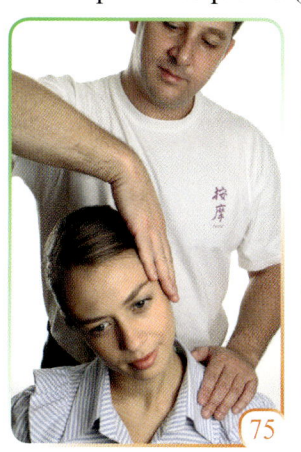

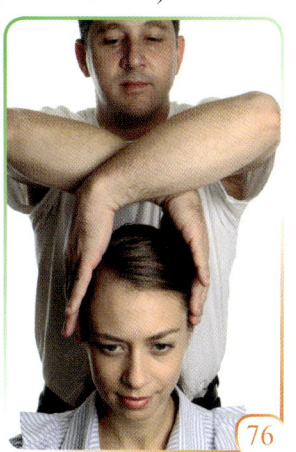

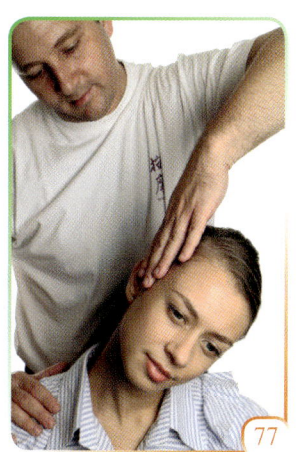

## Couro Cabeludo

### Pressão das patas de aranha

Pressione o couro cabelo com a ajuda das partes carnudas dos dez dedos, três vezes (foto 78).

A pele do cliente desliza sobre o crânio, porém, os seus dedos não deslizam sobre a pele dele.

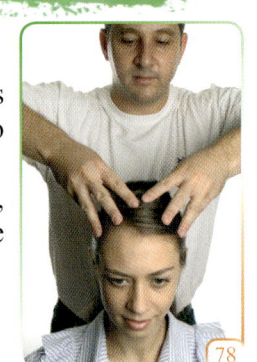

### Pinças de caranguejo

Ponha a mão achatada sobre o crânio do cliente, com a parte carnuda dos dedos da mão direita apoiada, separe-os o máximo possível uns dos outros, como se tentasse pegar uma bola de vôlei com uma mão.

Ao mesmo tempo que junta os dedos, faça um pequeno movimento rápido para trás com o punho.

Não dobre os dedos quando os empurrar para trás, mas mantenha-os curvados.

Os braços ficam imóveis.

Alterne rapidamente as pinças de caranguejo com a outra mão (fotos 79 e 80).

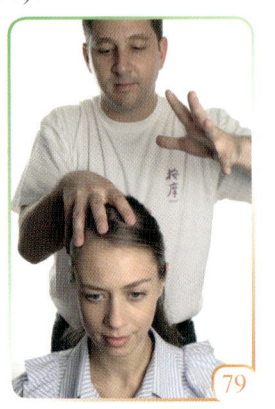

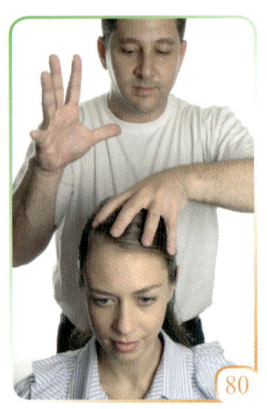

## Percussão das mãos em taça

Ver descrição mais à frente.

## Sequência

Com as duas mãos postas na cabeça, efetue a pressão das patas de aranha nas seis posições diferentes, em torno do couro cabeludo, cobrindo o máximo possível de pontos.

Passe em seguida para as pinças de caranguejo, cobrindo o alto, a parte de trás e os lados do couro cabeludo, três vezes.

Termine com a percussão das mãos em taça em torno da coroa da cabeça. Comece atrás, em direção ao meio da cabeça. Mova-se para o lado esquerdo até o meio do rosto. Volte para o ponto de partida, faça uma pausa, desça ao longo da linha que vai para a protuberância occipital (cerca de 2 cm). Suba novamente para o ponto de partida, faça uma pausa, mova-se para o lado direito até o meio do rosto. Volte ao ponto de partida, faça mais uma pausa, desça 2 cm de novo, suba e continue sobre a linha central para chegar à fontanela. Se o cliente for alto demais para que você consiga chegar ao topo de sua cabeça, pare no ponto de partida (foto 81).

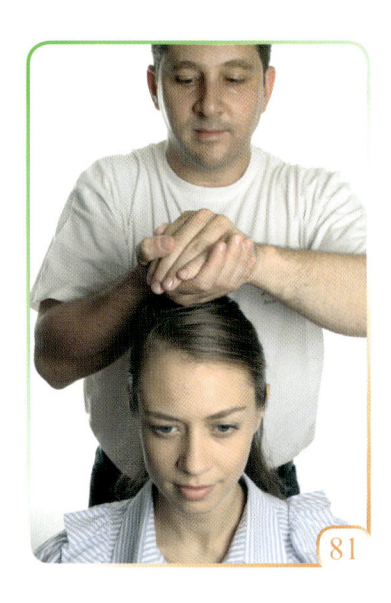

## Sequência de Encerramento

### Técnicas e sequência

Pressão com os dois antebraços.

Respire profundamente para centrar-se antes de efetuar a sequência de encerramento. Quando expirar, execute a pressão com os dois antebraços sobre o primeiro ponto dos ombros.

A técnica é a mesma da pressão com um só antebraço sobre os três pontos do topo do trapézio, no começo do *kata*.

Visto que o primeiro ponto fica atrás da nuca, vire as palmas para cima, e não para baixo, a fim de que a parte carnuda dos antebraços fique voltada para dentro. Separe um punho do outro e tente manter os cotovelos apertados.

Pressione sobre o primeiro ponto num ângulo de 45°, como se os seus braços pressionassem num "V" (foto 82).

Relaxando a pressão, mantenha os braços nessa posição, mas vire as palmas para baixo. Para os segundos pontos (os pontos *BG*/bola de golfe), simplesmente, apoie em direção ao chão (foto 83).

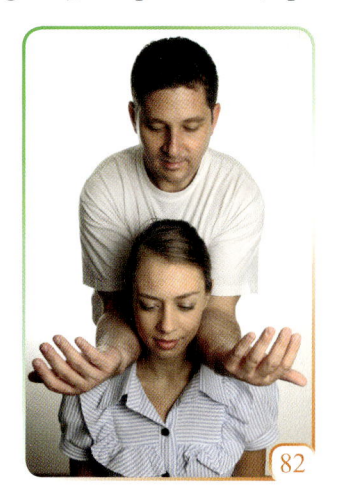

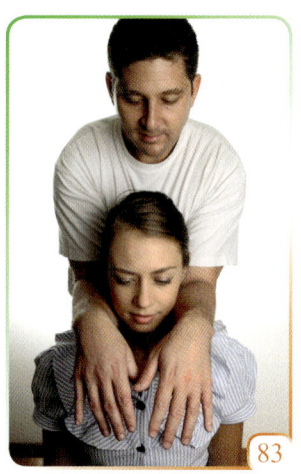

Para os terceiros pontos, deslize os antebraços para os acrômios e apoie.

Repita os três pontos.

## Rotação dos polegares

Com as mãos na posição do bico de pato, forme uma linha reta desde os cotovelos até a parte carnuda dos polegares. Seus punhos virarão em torno dessa linha.

Exerça pressão desde os cotovelos, num ângulo perpendicular aos pontos, e gire os punhos em torno da linha.

A primeira linha corresponde à linha *C* da sequência sobre o ombro, ao longo do topo do trapézio, mas contém uma posição suplementar situada entre o segundo e o terceiro pontos (quatro pontos ao todo) (foto 84).

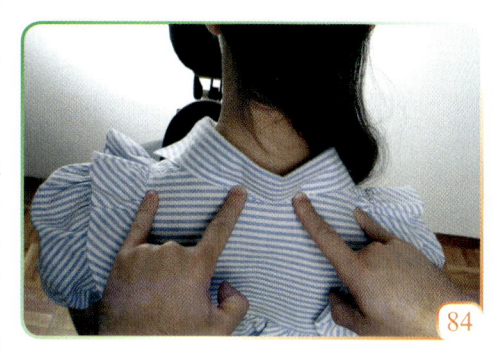

A segunda linha corresponde à linha *A* da sequência sobre o ombro, ao longo do topo dos dorsos. Trabalhe apenas sobre os quatro primeiros pontos dessa linha. Desça tão baixo quanto os seus dedos que ficaram nos trapézios permitirem (em geral, cerca de 5 cm) (foto 85).

Pressione os quatro pontos da primeira linha; em seguida, os outros quatro da segunda (foto 86).

Repita.

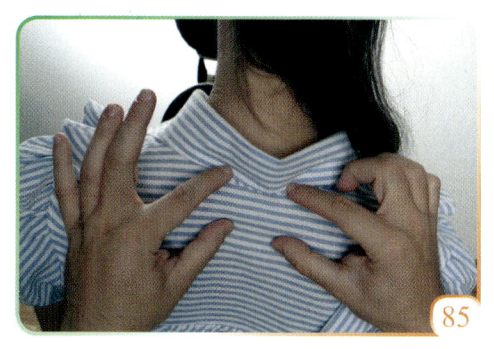

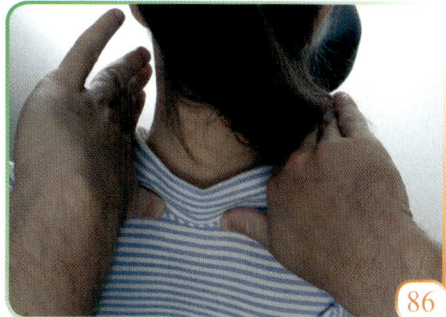

## Alongamento das asas de frango

Deslize as mãos ao longo dos braços do cliente e, ficando de cócoras, pegue os seus antebraços pela frente dos cotovelos.

Mantendo-os paralelos ao chão, leve primeiro os cotovelos do cliente retos para trás (foto 87); em seguida, erga-os o mais alto possível até o ponto de resistência dos ombros (foto 88).

Bloqueie essa posição e endireite-se aos poucos para efetuar um alongamento suave.

Se os braços do cliente forem compridos demais para você, pegue-os pelos punhos. Os cotovelos apontarão para cima quando você levantar os braços.

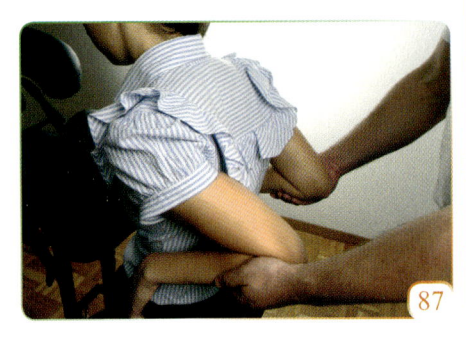

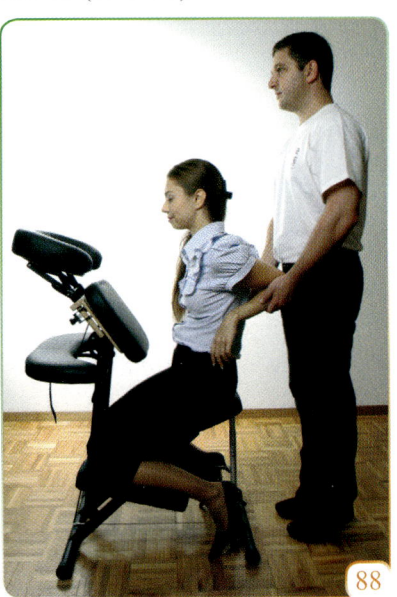

## Alongamento das asas de anjo

Desça de novo os braços, leve-os para frente, em seguida, para cima, enquanto pede ao cliente que cruze os dedos atrás da cabeça.

Vire-se de lado e sustente o cliente entre as omoplatas, sobre a coluna vertebral, com a parte carnuda do quadril.

Deslize as mãos para a frente dos cotovelos dobrados do cliente. Conforme o tamanho do cliente, seus dedos apontarão ora para cima, ora para baixo, mas de modo algum para dentro (foto 89).

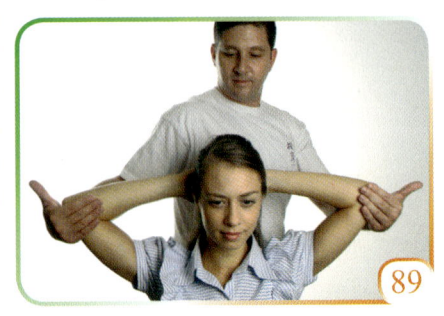

Enquanto o seu quadril empurra o cliente para a frente, para mantê-lo afastado do seu peito, estique os cotovelos para fora e para trás, num alongamento em forma de arco. Não estique os cotovelos diretamente para trás (foto 90).

Deslize as mãos sobre os punhos do cliente para reconduzi-los para a frente, em seguida, de cada lado do corpo (e não sobre o apoio de cotovelos).

## Compressão dos trapézios e dos braços

Aperte o alto dos trapézios com a parte carnuda da palma das mãos para trás e com os quatro dedos chatos para a frente, duas vezes. Não se apoie sobre as clavículas com os dedos (foto 91).

Enquanto fica de cócoras, aperte suavemente os lados dos braços sobre quatro posições até os cotovelos (foto 92).

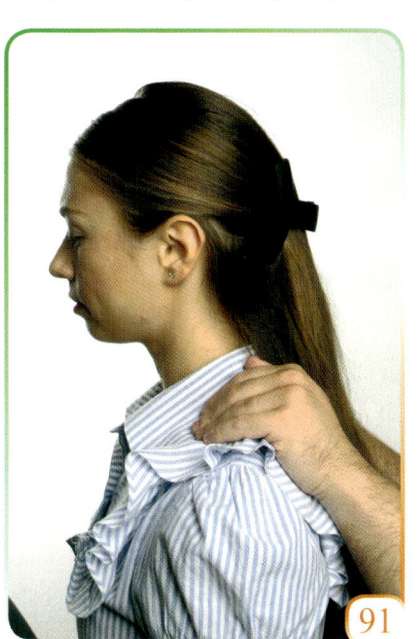

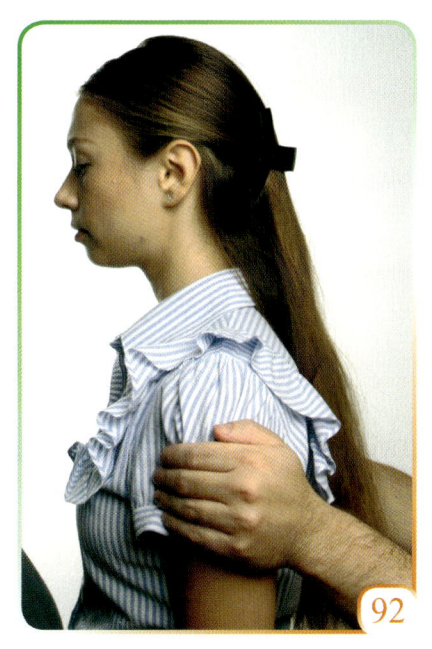

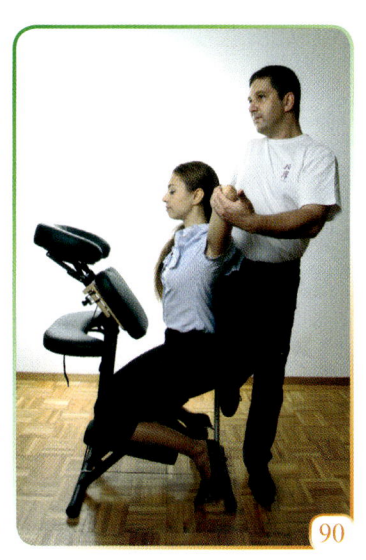

Repita a sequência, permanecendo de cócoras.

## Escovadela em cascata

Ver a descrição mencionada anteriormente.

Partindo da base do crânio, escove as costas até embaixo, duas vezes.

Partindo da base do crânio, escove os braços até a extremidade dos dedos, duas vezes. Cuidado com as joias, que podem feri-lo.

## Elevação e escovadela dos ombros

Levantando-se, pegue os deltoides e erga os ombros do cliente o mais alto possível; em seguida, escove os braços, reconduzindo os ombros para baixo (fotos 93 e 94).

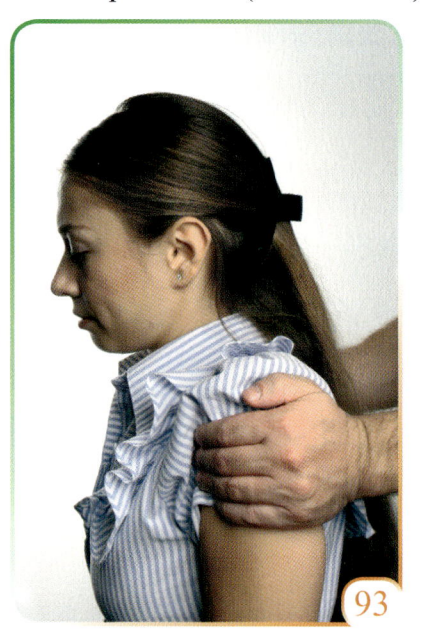

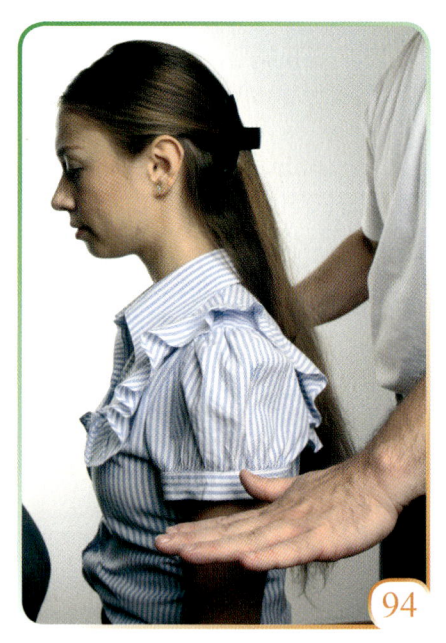

Na terceira vez, levante os ombros, mas, desta vez, apenas os relaxe e deixe que a força de gravitação os faça cair.

Se os ombros forem pesados demais para que você possa levantá-los, poderá pedir ao cliente que o ajude. Por exemplo: "Erga os ombros até as orelhas. Agora, deixe-os cair".

## Percussões Finais
### Novas técnicas

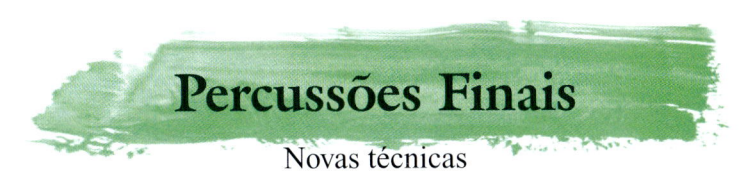

## Para todas as percussões

Mantenha os ombros relaxados.

Use os punhos e não os braços para mexer as mãos. Os seus braços devem permanecer na mesma posição durante as percussões.

Todas as percussões começam e terminam em contato com o corpo. Não comece a percussão com as mãos levantadas e afastadas da superfície de contato, fazendo-as ricochetear em cima.

O levantamento das mãos representa a fase de contração de cada percussão; o seu relaxamento representa, obviamente, a fase de relaxamento.

Lembre-se de deixar as mãos se soltar por completo e se enterrar solidamente na superfície de percussão.

Imagine que a parte da mão que efetua a percussão está presa na superfície de contato por um elástico. Levante as mãos e deixe-as cair de novo por si mesmas.

Imagine que a superfície de percussão de suas mãos é um pontinho.

## Percussão com os punhos soltos

As duas mãos são dobradas em 90° a partir do punho (em ângulo reto com os antebraços) (foto 95).

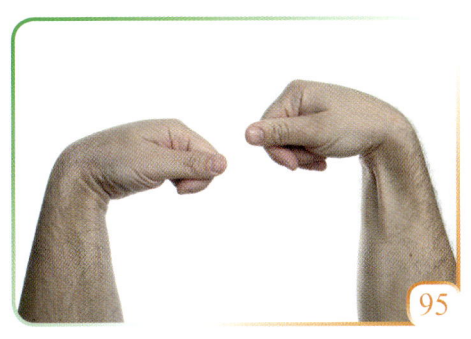

Mantenha os cotovelos relaxados em ambos os lados.

As extremidades dos dedos tocam ligeiramente a parte carnuda da palma das mãos.

A superfície de percussão é o lado da articulação central do dedinho (foto 96). Mantenha essa articulação ligeiramente aberta, para que haja uma superfície plana o bastante para pressionar.

O polegar fica relaxado e descansa no punho; os outros dedos se tocam.

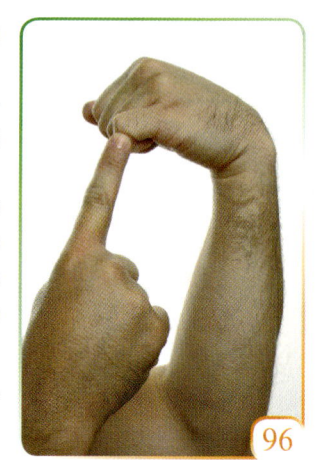

## Percussão com as mãos em prece

As mãos são juntadas em prece, os cotovelos são afastados de tal modo que elas formem um ângulo reto com os antebraços.

Bloqueie os polegares para que as mãos fiquem coladas uma na outra.

Os dedos ficam afastados (foto 97).

A superfície de percussão é o lado das extremidades dos dedinhos (foto 98).

Gire as mãos em torno dos punhos enquanto você os ergue.

Percussão com as mãos em taça

Coloque as mãos em forma de taça.

Separe o polegar da mão que está embaixo e ponha uma mão sobre a outra. Coloque o polegar da mão que está embaixo sobre a que está em cima. Sele as mãos juntas para que o ar não escape.

Preste atenção para que os dedos da mão que está em cima não saiam demais sobre as costas da que está embaixo, o que entravaria a superfície de percussão.

A superfície de percussão fica no meio das costas da mão; não use as articulações dos dedos nem o punho (foto 99).

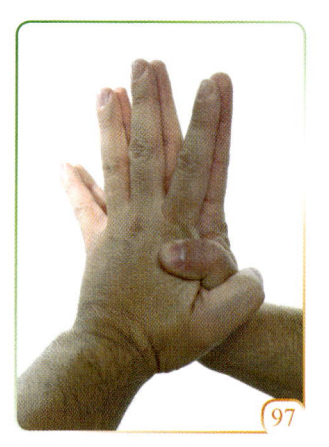

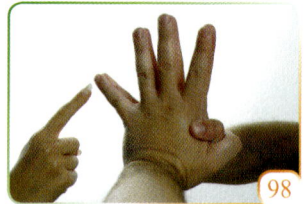

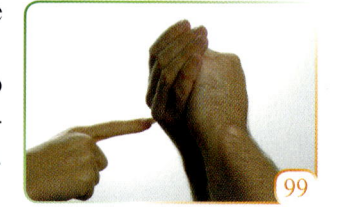

## Percussão com só uma mão em taça

Quando você pressionar com só uma mão em taça, seu contorno todo deve tocar o corpo ao mesmo tempo. O ar comprimido da mão amortece o choque da percussão e deve produzir um som de contrabaixo, não de bofetada.

## Sequência

A sequência de percussão é realizada sobre duas linhas. A primeira está situada no topo dos trapézios. A segunda, ao longo dos dorsos até o sacro. Mantenha as costas retas quando descer ao longo dos dorsos.

Comece a percussão com os punhos soltos sobre o terceiro ponto do topo dos trapézios, bilateralmente (foto 100).

Vá até o primeiro ponto atrás da nuca; fique um pouco nesse ponto antes de mudar de direção; em seguida, desça ao longo dos dorsos. Suba de novo os dorsos e encaminhe-se para os dois ombros (foto 101).

Repita. Ao mesmo tempo que continua a percussão, leve a mão direita para o lado esquerdo e efetue a percussão com as mãos em prece (foto 102).

Vá até atrás da nuca; fique um pouco nesse ponto antes de mudar de direção; em seguida, desça ao longo dos dorsos esquerdos. Passe por cima da vértebra situada acima do sacro, depois suba ao longo do dorso direito. Faça uma pausa atrás da nuca antes de mudar de direção e termine pelo canto do ombro direito.

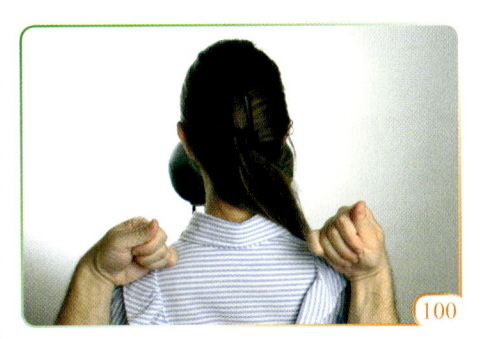

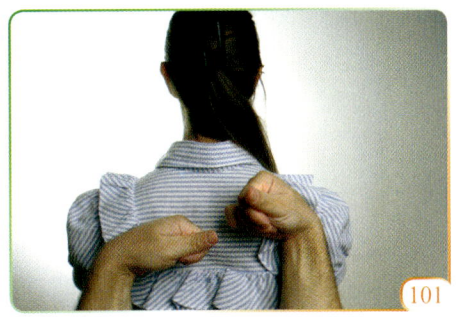

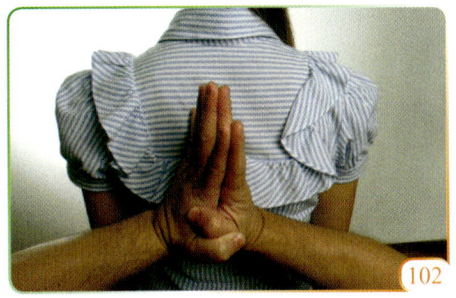

Mude de direção e refaça o mesmo caminho ao contrário, terminando no canto do ombro esquerdo.

Passe para a percussão com as mãos em taça sobre os dois dorsos, descendo e subindo ao longo das costas (foto 103).

Termine entrecruzando a percussão com as mãos em taça sobre os dorsos, descendo e subindo ao longo das costas.

Para terminar, segure o ombro esquerdo com uma mão e, com a outra em taça, execute três ou quatro percussões entre as omoplatas por cima das vértebras, dizendo:

*"Muito obrigado"* (foto 104).

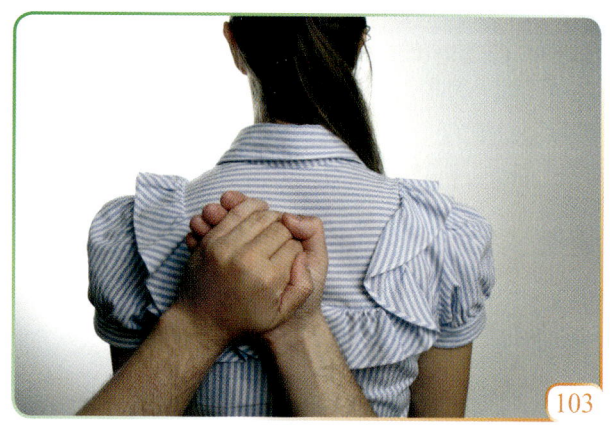

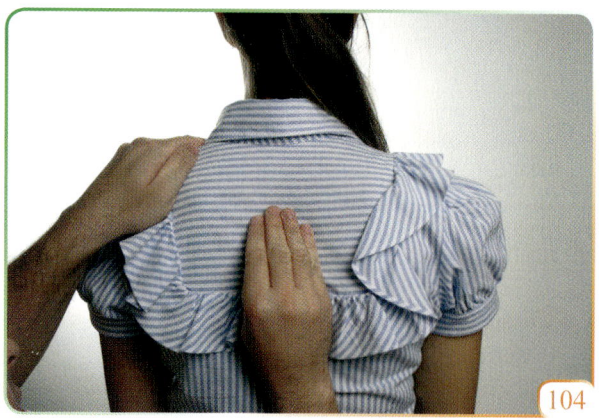

# Terceira parte

# O *Marketing* e a Deontologia da Massagem Sentada

## Massagem Sentada e Comércio

> *"Faça de sua vida um sonho e de seu sonho uma realidade."*
>
> St. Exupéry

Não é tanto *o que* você faz, mas *como* faz que lhe dá autoestima. Não há, na vida, um caminho mais válido do que outro. Há apenas pessoas que seguem diferentes caminhos com maior ou menor compaixão ante seus semelhantes.

A massagem hoje se defronta com um desafio interessante. É relativamente fácil para um massagista ter autoestima e tomar consciência do que dá à sociedade. O que é amiúde menos evidente é aceitar a ideia de que a massagem é também um comércio. Esta ideia aterroriza muitos profissionais, pois eles não necessariamente estudaram a massagem para fazer dela um negócio rentável. Seu objetivo primeiro era ajudar os outros a relaxar ou aliviar-lhes dores e afecções diversas. Depois, após os estudos, eles ficaram surpresos em descobrir que esta prática tinha aspectos muito pragmáticos, bem pés no chão. O aspecto *business*! Que horror!

Em geral, nas minhas aulas de *marketing*, peço a meus alunos que me contem suas reações emocionais quando ouvem a palavra *business*. Eles costumam responder por palavras tais como "troca", "retribuição", "dificuldades", "organização", mas, em seguida, quando cavo um pouco mais profundamente, suas mais profundas emoções afloram: medo, avidez, dinheiro (num sentido negativo!), rivalidade, lobos que se devoram, abuso da credulidade alheia, etc. Isso se dá por causa de eles não disporem de muitos modelos éticos acerca do mundo dos negócios.

Em princípio, evocam o negócio tal como gostariam que fosse, mas depois revelam suas verdadeiras expectativas no contexto comercial atual. Gostariam que o *marketing* fosse uma atividade gratificante no plano pessoal, mas o que mais encontraram foram homens de negócios desonestos. Esse conflito interior tem tendência a impedi-los de ser bem-sucedidos financeiramente em sua profissão de massagista. Eles tendem a evitar o desenvolvimento de suas atividades, porque não querem de modo algum ser tidos como homens de negócios. Em suas mentes, há de um lado homens de negócios que ganham dinheiro e, de outro, profissionais da massagem que oferecem um toque cheio de compaixão, e eles têm dificuldades para conciliar esses dois procedimentos. Sabem que agências de publicidade manipulam as emoções dos consumidores para vender-lhes produtos inúteis, que homens de negócios ávidos pelo ganho poluem a Terra e estragam a vida das pessoas com o único objetivo de lucrar, por isso é compreensível que são poucos os que querem ser assimilados como homens de negócios.

Devemos, portanto, fazer frente ao desafio que consiste em preencher essa falta de modelos sadios por meio de nossos próprios valores, a fim de que nos desenvolvamos tanto no plano financeiro quanto no espiritual, na qualidade de profissionais que prestam um precioso serviço à comunidade. Na ausência de bons modelos na esfera dos negócios, é dever nosso fornecê-los à sociedade por meio de nossas próprias iniciativas. Existe um antigo aforismo hassídico que diz: "Se não há nenhum justo no recinto, então seja você mesmo o único justo neste recinto".

O comércio é um poderoso veículo de mudança social. Se nós, os profissionais da massagem, formos capazes de prestar um serviço de alta qualidade a um preço justo e de estabelecer relações comerciais fundadas na honestidade e no respeito, então poderemos contribuir para o bem-estar da sociedade, não apenas pelo toque suave e estruturado, mas também propondo modelos de relações comerciais honestas, nas quais as gerações futuras poderão inspirar-se.

Temos a possibilidade de criar empresas comerciais que reflitam os valores e crenças que caracterizam nossa atividade de massagem. Assim como massageamos nossos clientes de maneira suave, respeitosa, cheia de compaixão e de compreensão, podemos, do mesmo modo, estabelecer relações comerciais que integrem esses valores. Se abordarmos o comércio com essa atitude, a ideia de criar uma "identidade comercial" não nos parecerá mais perturbadora. E devemos apresentar ao mundo a imagem de profissionais competentes, capazes e sérios, se quisermos fazer com que a massagem saia das margens da sociedade para inscrevê-la no mundo das empresas. É esse o desafio com o qual nos confrontamos.

Sabemos que há muitas pessoas nas empresas que gostariam, com certeza, de ser massageadas. Mas jamais tomarão a iniciativa de descobrir por si próprias as maravilhas do toque estruturado, não porque não estejam prontas, mas porque urge apresentar-lhes esse toque "na bandeja", disposto de forma acessível. Achamos, em geral erroneamente, que as pessoas vêm à massagem quando estão prontas. Isso é fundamentalmente verdade, mas muitas delas, estando provavelmente prontas, não sabem nem mesmo a quem recorrer nem em quem confiar. Assim sendo, é a um só tempo interesse nosso e delas apresentar a massagem sentada de maneira muito profissional, a fim de minimizar as barreiras psicológicas que poderiam impedir que essas pessoas curiosas descobrissem o toque.

O fato de desenvolver uma imagem profissional não significa que devamos transigir a sua integridade ou ameaçar a sua individualidade ou espiritualidade. Basta apenas adotar uma aparência e condutas que permitam ao cidadão médio, conformista, escutar nossos argumentos sobre o toque e a massagem. Se procurarmos a qualquer preço agir de maneira tal que o público nos aceite incondicionalmente, tais como somos, com certeza, não poderemos nunca sair da situação atual. Portanto, é preciso que alguém faça concessões. Dado que somos nós que procuramos desenvolver essa disciplina incomum, que é a massagem sentada, cabe-nos, portanto, fazer o esforço para eliminar os obstáculos que entravam a comunicação.

Um dos meus alunos afirmava que a massagem fundava-se na aceitação do outro e que ele não precisava vestir roupas profissionais quando entrava num meio muito conformista para praticar massagens, porque, dizia, "sou como sou". Ele costumava vestir-se de maneira muito descontraída, com *jeans* e camiseta, e havia decidido que era dessa forma que deveria apresentar-se para dar a imagem de um negócio honesto. Eis uma interpretação errônea do que é um negócio honesto.

Ser honesto nos negócios implica que não trapaceemos, que não lancemos falsas afirmações. Mas o fato de mudar de estilo no vestir com a finalidade de não chocar ninguém no local de trabalho não tem nada de desonesto. Trata-se mais de uma maneira de respeitar as obrigações e as exigências do meio em questão. Se você insistir a qualquer preço em vestir *blue jeans* num meio terno e gravata, criará conflitos e alguns obstáculos à comunicação. O diretor do departamento de pessoal de uma grande empresa já terá dificuldades em aceitar a ideia de introduzir o toque estruturado no âmbito dos planos de ajuda aos empregados. Por que lhe tornar a vida ainda mais difícil, apresentando seus serviços vestido de maneira inapropriada, o que o tornará ainda menos disposto a escutar o que você tem a lhe dizer?

Se a perspectiva de vestir um traje profissional causa-lhe problemas, então seria melhor que você evitasse propor seus serviços às empresas. Seria preferível que concentrasse seus esforços em lugares mais *relax*, como as salas de malhação, os parques ou as praias.

De qualquer modo, é essencial dar mostras de coerência no seu trabalho. O seu sucesso depende disso. O que você diz ao telefone deve corresponder ao que afirma nos seus prospectos, que devem igualmente corresponder aos serviços que oferece. Se disser uma coisa e fizer outra, sua credibilidade sofrerá e lhe será mais difícil ter êxito.

Uma outra aluna me disse um dia que tinha a sensação de que o dinheiro era uma forma de energia e que essa energia deveria circular. Quando tinha de se dirigir a um chefe de empresa para lhe propor um serviço de massagem sentada, ela se sentia obrigada a explicar-lhe que o dinheiro era uma forma de energia e que era importante espalhar o amor e a felicidade entre os seus empregados. Mais uma vez, mesmo que as pessoas acreditem em semelhantes noções, é preciso compreender que nem todo mundo é receptivo a elas. Assim sendo, se desejamos explicar o que é a massagem, devemos aprender a falar a linguagem dos nossos clientes potenciais, e não obrigá-los a aprender a nossa.

A linguagem dos negócios é constituída de cifras. Isso não é bom nem ruim: é uma realidade. Para muitos chefes de empresa, esse tipo de discurso sobre o dinheiro, o amor e a energia constitui principalmente um obstáculo à comunicação. As empresas têm orçamentos e são administradas, na maioria das vezes, por contadores.

Se pudermos discutir as vantagens da massagem sentada no local de trabalho em termos de diminuição do absenteísmo e do aumento da produtividade — o que diminuirá as perdas das empresas —, então falaremos a linguagem do cliente, que estará pronto para nos ouvir.

Claro está que tudo o que pensamos acerca das relações, do amor, do toque, da conexão, da plenitude e da energia continua sendo verdadeiro. Uma vez que entramos pela grande porta e que o programa foi aceito pelas "potências estabelecidas", não precisamos mais evocar as vantagens concretas da massagem e somos livres para nos concentrar na conexão e no amor que desejamos promover por meio do toque. Mas é preciso, antes de mais nada, passar pela porta de entrada, e, hoje em dia, ela costuma ser guardada por pessoas que são nitidamente conservadoras.

Uma das maneiras de criar a própria identidade como homem de negócios em geral e aumentar os conhecimentos na área dos negócios em particular consiste em ler regularmente as revistas de economia. Há várias revistas de qualidade em francês e ainda mais em inglês. *PME* é uma revista suíça desse tipo. *L'Entreprise* é uma interessante revista francesa. Estas revistas são destinadas aos proprietários de pequenas e médias empresas e estão cheias de ideias e de artigos que, se lidos regularmente, o ajudarão a enriquecer a sua identidade comercial. Nelas encontramos muitos conselhos práticos sobre o modo de criar a própria empresa. Tais revistas estimularão o seu potencial criativo e o motivarão a tentar outras abordagens diferentes e inovadoras.

Quanto mais você tiver uma boa imagem de si mesmo, como massagista e homem de negócios, mais o mundo exterior o perceberá como profissional. Desse modo, você poderá introduzir muito mais facilmente a massagem sentada nas empresas conservadoras.

## Visão

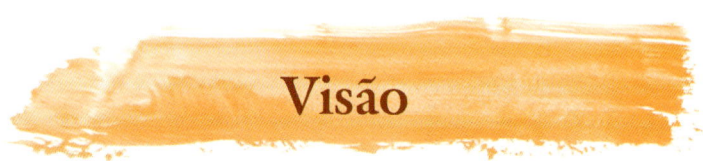

Antes que um profissional da massagem se lance nos aspectos pragmáticos do seu negócio, é essencial que ele defina a concepção que tem de suas atividades. Ter clara visão das coisas é o principal fator para ser bem-sucedido a longo prazo em qualquer empresa, ainda mais quando se trata da prática da massagem sentada. Se um profissional só se envolve com o seu trabalho para ganhar a vida, então sua profissão se torna rapidamente monótona. Semana após semana, *kata* após *kata*, em pouco tempo, começará a se sentir esgotado e cansado. A razão primeira dessa atividade não é ganhar dinheiro. Pelo contrário, conseguir dinheiro graças a esse trabalho é simplesmente o que permite consagrar todo o seu tempo e a sua energia a essa atividade.

> *"Uma visão sem trabalho não passa de um sonho.*
> *Um trabalho sem visão não passa de uma corveia.*
> *Uma visão e um trabalho representam a esperança do mundo."*
> INSCRIÇÃO DE UMA IGREJA DO SUSSEX.
> INGLATERRA, POR VOLTA DE 1730.

O trabalho a realizar no âmbito da massagem sentada é considerável. Mas, mesmo assim, trata-se de um trabalho. É preciso avaliar o potencial, preparar o material de *marketing*, efetuar demonstrações e prestar serviços. O profissional deve transportar sua cadeira até a empresa, instalá-la, praticar massagens, depois dobrar a cadeira e voltar para casa. Tudo isso não é necessariamente fácil. Mas, se você gosta do seu trabalho, encontrará a energia necessária para realizá-lo. Caso contrário, seu trabalho se tornará então uma corveia repetitiva. Você estará, incessantemente, em busca de um novo tipo de massagem, incapaz de se fixar num método específico. Por isso é importante compreender a motivação profunda que o leva a sair da cama numa manhã fria e chuvosa, a arrastar sua cadeira até o ônibus para ir massagear 20 pessoas. Se você compreender a sua própria motivação, então este trabalho não será mais um trabalho no sentido comum do termo, ele se tornará o instrumento de uma aventura sempre dinâmica.

Para ficar convencido do bom fundamento de sua atividade, é preciso ter clara visão das coisas. Além disso, a convicção engendra o entusiasmo, que é a melhor ferramenta de *marketing* que se possa encontrar. Se você acreditar realmente no valor e na importância da massagem sentada, então não terá problema algum para encontrar trabalho. A sociedade anda com mania de toque e de conexão, e a massagem sentada é o meio mais eficaz de oferecer esses presentes ao grande público. O entusiasmo é contagioso, principalmente naqueles que não estão convencidos do bom fundamento de seu trabalho. Eles serão contaminados pelo seu entusiasmo. "O verdadeiro segredo do sucesso é o entusiasmo", disse Walter Chrysler, e ele estava coberto de razão! Mas as pessoas são sensíveis, por vezes céticas, e podem perceber que um entusiasmo é fingido. Alguns cursos de *marketing* esforçam-se para formar os homens de negócios a fingir o entusiasmo, com o objetivo de convencer as pessoas a comprar os seus produtos. Isso de nada serviria para a massagem sentada.

Trata-se de um trabalho que exige muitíssimo para poder ser realizado sem amor. Caso contrário, teríamos muita inspiração para procurar outra atividade. Não se pode mentir com o toque. Assim que você põe as mãos num cliente, este pode sentir se o seu toque se funda na cupidez ou no amor. O entusiasmo é o que, no final das contas, conduzirá um cliente potencial e cético a rever sua posição sobre a massagem sentada para, enfim, decidir-se a fazer a experiência de uma sessão!

Mas só o entusiasmo não é suficiente. É de todo indispensável ser capaz de comunicá-lo ao público de maneira clara e acessível. Contentar-se em extasiar-se na massagem sentada não basta se você não for capaz de dizer por que a acha tão extraordinária. O cliente potencial pode ter a impressão de que você não tem uma ideia precisa do que faz, e isso não o deixará à vontade. Por isso, a etapa seguinte consiste em encontrar o que o faz amar tanto a massagem sentada e pôr tudo isso no papel. Treine explicar o que é a massagem sentada e a razão pela qual você a ama tanto. Assim, quando lhe fizerem perguntas, você estará preparado para responder a elas de maneira clara e concisa, brilhando de entusiasmo.

# O Discurso do Elevador

*"Cave um poço antes de ter sede."*
PROVÉRBIO CHINÊS

Insisto na importância da concisão. É preciso esforçar-se para resumir o que você faz e a razão pela qual o faz, de modo que possa explicá-lo aos outros, ainda que num elevador ou num ônibus para um curto trajeto. Tenho uma sacola para a minha cadeira, mas tiro a sacola toda vez que me aventuro num local público. Sempre acontece de alguém manifestar sua curiosidade e me perguntar o que é aquele "troço". A conversa que se segue assemelha-se a esta:

— "Desculpe-me, mas o que é isso?
— É uma cadeira de massagem. É uma cadeira portátil que sustém a cabeça, o tórax, os braços, as nádegas e os joelhos numa posição inclinada para a frente. Ela me permite propor massagens de acupressão de origem japonesa de 15 minutos de duração, através das roupas e no local de trabalho. É uma massagem relaxante e rejuvenescedora. Se se julga interessado numa sessão gratuita, ainda que seja para compreendê-la melhor, eis o meu cartão. Eu ficaria muito feliz em ir à sua empresa com a minha cadeira durante a pausa do meio-dia para lhe fazer uma pequena demonstração".

Toda essa conversa dura apenas cerca de 30 segundos, e, na pior das hipóteses, temos a certeza de ver uma expressão de interesse surgir no rosto do passante curioso. Por vezes, um ar desaprovador, mas, em geral, um sorriso. Isso lhe parece simples demais? É, no entanto, exatamente assim que as coisas acontecem. Nunca tive dificuldades para encontrar clientes interessados pela minha atividade em todas as partes do mundo em que trabalhei. Todos ficam intrigados com esse método, e a maioria das pessoas tem vontade de tentar a sessão gratuita. Tudo o que você tem a fazer é propor seus serviços de maneira amiga e profissional. Fazendo isso, terá muitos clientes e bastante prazer!

## Preparar-se Bem

Muitos profissionais duvidam de si mesmos. Costumam ser persuadidos de que o cliente não desejará recorrer aos seus serviços. Talvez não estejam inteira ou sinceramente convencidos do valor ou da importância desse trabalho. Talvez duvidem simplesmente da qualidade de seu serviço. Ou ainda lhes é difícil aceitar a ideia de praticar uma atividade tão pouco convencional, o que não os põe à vontade. Qualquer que seja a razão, é útil pensar que o cliente potencial responderá de maneira positiva à sua proposição; por isso você tem de estar preparado. Há um ditado que diz: "Preste atenção naquilo que pede; poderá muito bem obtê-lo!". Se o cliente potencial deseja realmente recorrer aos seus serviços, então você tem de estar preparado para explicar a maneira pela qual trabalha — seus horários, preço, número de clientes necessários para rentabilizar suas idas às empresas, etc. Pode ocorrer de você achar que um mínimo de quatro clientes é uma condição indispensável para ir regularmente a uma empresa, já que, sem isso, não seria rentável. Talvez não queira massagear mais de 15 pessoas por dia, por isso precisa dividir suas sessões em dois dias para cuidar de 30 pessoas. Todos esses detalhes deverão estar claros antecipadamente em seu pensamento, quiçá mesmo no papel, de modo que, depois de sua demonstração, quando todos transbordarão de entusiasmo pelo serviço prestado, possa explicar com clareza e em detalhes o seu método.

## Uma Grande Qualidade

Hoje em dia, a qualidade dos serviços não é muito alta em nossa sociedade ocidental. Muitas pessoas limitam-se a fazer o mínimo necessário para não ser despedidas e, é claro, para receber o salário no fim do mês. Trabalham porque têm de pagar contas e precisam de dinheiro. Essa concepção de trabalho gera uma sensação de vazio e de insatisfação. É por isso que alguns, depois de uma primeira carreira, se voltaram para a massagem. Só o dinheiro não lhes bastava para alcançar a plenitude no plano profissional, dessa forma, escolheram uma profissão de prestação de serviços.

Quantas vezes você comeu num restaurante em que o garçom mostrou ser-lhe de todo indiferente? O que você sentiu? É terrivelmente frustrante ter de retribuir um serviço medíocre. Há um ditado popular que diz: "Tudo tem seu preço". Em outras palavras, se estiver disposto a pagar caro um serviço de qualidade, então o obterá, caso contrário, só conseguirá um serviço medíocre. Contudo, às vezes, pagamos caro um serviço medíocre.

Um serviço de qualidade deveria ser a regra, não a exceção. Todos nós merecemos um serviço desse tipo, ainda que não paguemos caro. A qualidade é o fruto do apego profundo que uma pessoa tem pelo seu trabalho, quando investe pessoalmente naquilo que faz. Não se trata simplesmente de vender algo. O desafio que precisamos enfrentar e que dá todo o valor a esses esforços é oferecer sempre um serviço de qualidade, inclusive uma sessão de massagem por apenas 20 francos.[4]

O desafio que um atleta profissional tem de enfrentar é *alcançar* o mais alto nível de seu esporte. Quando isso ocorre, a dificuldade é então *se manter* nesse nível. O desafio com o qual nos confrontamos não é diferente. Não é difícil oferecer um serviço de qualidade no começo, quando nos esforçamos para formar uma clientela. Mas, a

---
4. Todos os preços são indicados em francos suíços.

partir do momento que temos os clientes desejados, a dificuldade é manter essa qualidade a longo prazo. A maneira pela qual realizará seu trabalho é que determinará as sensações que você terá no fim do dia. É o fato de saber que pôde ajudar alguém e que fez o possível que lhe permite levantar-se e ir trabalhar com grande prazer no dia seguinte pela manhã. É esse o segredo da longevidade. Parafraseando novamente Martin Luther King: *"Mesmo que você varra as ruas para ganhar a vida, é preciso fazer isso como Mozart, quando tocava sua música; como Picasso, quando pintava seus quadros"*.

# Divirta-se!

O divertimento é um aspecto muito importante deste trabalho. O menor aspecto de um trabalho, até mesmo o mais tedioso, pode ser fonte de divertimento se você adotar uma boa atitude. Não é uma profissão que lhe garantirá rápida fortuna, mas é uma vocação que lhe permitirá divertir-se bastante! Multimilionários disseram-me que me invejavam. Fiquei um pouco surpreso. Disse-lhes: "Mas, enfim, pensem em sua magnífica casa, em todas essas maravilhas que vocês possuem". Respondiam-me que se enfastiavam mortalmente com o seu trabalho e que eu dava a manifesta impressão de me divertir no exercício da minha atividade. É verdade que este trabalho é um privilégio. Que maravilhosa maneira de ganhar a vida e de passar cada momento da vida profissional numa atmosfera de cumplicidade e de harmonia com outro ser humano. A maior parte das pessoas sentem no mais profundo de seu ser um amor pela humanidade que gostariam realmente de expressar. A maior parte das pessoas tem de trabalhar para ganhar a vida. Essa vocação nos permite realizar estes dois objetivos: de um lado, exprimir pelo toque a manifestação física de uma relação, nosso desejo profundo de criar e de amar, e, de outro, ganhar a vida de maneira que corresponda aos nossos valores pessoais e que também seja fonte de diversão!

> "A atividade profissional deveria ser sinônimo de diversão. Sem diversão, as pessoas são obrigadas a usar uma armadura emocional ao longo de toda a sua vida profissional. Contribuir para o divertimento no trabalho é essencial. Isso dá vida à nossa rotina cotidiana. O entretenimento é um potente motor para a maior parte de nossas atividades e deveria ser parte integrante do nosso ganha-pão. Nunca deveríamos considerar a diversão como algo que compramos com o dinheiro que ganhamos."
>
> MICHAEL PHILLIPS

## 4, 3, 2, 1

Há fundamentalmente quatro maneiras de vender serviços de massagem sentada. A melhor é a *quarta dimensão* — tocar o cliente potencial. Geralmente, quando as pessoas me perguntam o que é a massagem sentada, eu lhes proponho uma sessão gratuita, porque posso explicar-lhes melhor em 15 minutos o que é essa massagem do que em 3 horas de discurso. Depois, 15 minutos mais tarde, tais pessoas poderão dizer-me o que sentiram. É a quarta dimensão. É graças a ela que você poderá descobrir o poder do toque. A partir do momento que você toca o cliente potencial, um vínculo é estabelecido automaticamente, um vínculo de confiança e de conexão. Não se trata de tentar manipular as pessoas, mas de comunicar-se com elas e de educá-las pelo toque.

Se, por uma razão qualquer, você não estiver em condições de tocar o cliente potencial, há a *terceira dimensão* — agir de modo que o cliente o observe enquanto você faz uma massagem na secretária dele, por exemplo, ou num terceiro. Assim ele poderá projetar-se na cadeira quando ouvir "oh!" e "ah" de satisfação. Essa abordagem é em particular eficaz no âmbito da "massagem de rua". Quando eu ia massagear pessoas numa rua de pedestres de Boulder, no Colorado, instalava minha cadeira e esperava nervosamente ao lado, enquanto as pessoas passavam pelo caminho, perguntando-se do que realmente se tratava. Compreendi, então, que ninguém queria ser o primeiro a se instalar na cadeira, mas que todos queriam ser o segundo! Por isso, adquiri o costume de oferecer uma massagem gratuita ao rapaz que vendia cachorro-quente do outro lado da rua. Desse modo, as pessoas podiam observar o desenrolar da massagem, em seguida, mostrar real curiosidade. Mal terminara a massagem gratuita no vendedor de cachorro-quente, e uma fila de espera se havia formado nesse ínterim. Tinha trabalho por horas. Esse sistema tinha outra vantagem: depois da relação que se havia criado entre mim e o vendedor de cachorro-quente, este se tornou o meu melhor agente publicitário, porque ele dizia aos seus clientes que observavam o meu trabalho do outro lado da rua que era algo formidável, que era realmente necessário experimentar a massagem, pois ele havia feito uma naquela mesma manhã e tinha adorado! Portanto, eu fizera um novo amigo, dublê de conselheiro em relações públicas.

Se você não tiver a oportunidade de escolher a terceira dimensão, passe, então, para a *segunda dimensão* — um prospecto com uma *foto* que o mostre praticando a massagem em alguém, para que o cliente potencial possa ao menos visualizar o que é uma massagem sentada. Enfim, como último recurso, deverá voltar-se bruscamente para a *primeira dimensão* — um simples texto descrevendo o que você faz. O conceito de massagem sentada é novo e revolucionário, portanto, é um pouco difícil para o cliente potencial compreendê-lo totalmente por intermédio de um simples texto, por isso só use este método como último recurso, quando for impossível utilizar os três outros.

## Quem Paga?

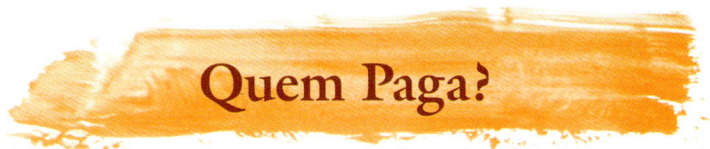

Há três maneiras de pagar os serviços de massagem sentada.

### Primeira opção

O patrão paga as sessões de massagem dos seus empregados. Esta geralmente é considerada a melhor opção, mas, se comporta vantagens evidentes, também tem seus inconvenientes. A vantagem manifesta é que você terá, sem dúvida, mais clientes, pois as sessões são gratuitas. O inconveniente é que as pessoas têm tendência a não apreciar com o seu devido valor o que recebem gratuitamente. Numa empresa em que eu exercia meus talentos e onde o dono pagava os meus serviços, meus clientes vinham ver-me mais por medo do patrão do que pela atração pelo meu trabalho. O patrão, naquela empresa, apreciava deveras a massagem sentada, acreditava no seu valor e tinha tendência a "empurrar" os seus empregados para a cadeira; eu via claramente que vários deles não queriam realmente ser tocados, mas que vinham assim mesmo porque não ousavam opor-se a algo que, manifestamente, o patrão apreciava muito. Estes não serão os seus melhores clientes e, pessoalmente, não sinto verdadeiro prazer em massagear pessoas que não querem isso. Por isso, desconfie desta opção. Pode parecer, num primeiro momento, a solução ideal, mas pode tomar o aspecto mais de uma obrigação do que de um prazer para alguns empregados.

### Segunda opção

O patrão subvenciona as sessões. A empresa pode, por exemplo, pagar a metade do custo da massagem, e o empregado, a outra. É uma opção muito boa, porque o empregado participa do processo de maneira dinâmica. Só as pessoas que querem realmente ser massageadas se apresentarão. Quando você fizer a publicidade da massagem sentada na empresa, poderá mencionar: "Esta massagem a 20 francos lhes é proposta por apenas 10, pois o patrão de vocês subvenciona a metade do custo!". Esta também é uma boa publicidade para os dirigentes da empresa e um meio muito eficaz de aumentar a produtividade. Quando um patrão lhe perguntar como você acha que aumentará a produtividade graças ao seu trabalho, poderá explicar-lhe que um empregado que julga o patrão um ser repleto de compaixão ficará mais motivado que aquele que pensa que seu patrão não está nem um pouco preocupado com ele. Se o patrão subvencionar as massagens, o empregado se sentirá valorizado e terá vontade de trabalhar melhor. Muitos patrões me dizem que seus empregados não têm 15 minutos de pausa por dia. Diante deste argumento, eu os faço observar que um empregado que não se sente valorizado e que fica sentado à escrivaninha o dia todo, mas que só é produtivo metade do tempo, é menos eficiente que aquele que tem a sensação de que é importante e que, por conseguinte, é produtivo o dia todo.

Quando for trabalhar numa grande empresa, com certeza, terá de conversar com o diretor dos recursos humanos. Eis um título paradoxal, pois os seres humanos não são recursos, como a água, a madeira ou os metais. Os seres humanos são seres sensíveis, implicados nas relações. Temos tendência a esquecer essa realidade desde a chegada da era industrial, mas a gestão do departamento de pessoal está em vias de mudar, e um número crescente de dirigentes está percebendo a que ponto é ineficaz tratar os empregados como simples máquinas, que exploramos e que depois largamos quando se tornaram obsoletas. É por isso que os dirigentes procuram ativamente programas que facilitem as relações no interior da empresa, e um programa de massagem sentada é uma formidável ocasião para a direção mostrar que se preocupa com a saúde e com a felicidade de seus quadros. Algumas empresas têm oferecido matrículas gratuitas em salas de ginástica para melhorar o estado de saúde de seus empregados, mas a prática da ginástica requer boa dose de motivação, que muitas pessoas não têm. Um programa de massagem sentada no local de trabalho demonstra a preocupação que as empresas têm com o bem-estar de seus empregados e não necessita de motivação alguma. Na verdade, durante a sessão, quanto menos se faz, mais fácil fica o trabalho do massagista. Podemos dizer que a massagem sentada aumenta a motivação. Os obesos, ou os fumantes, geralmente, estão desconectados demais de seu corpo para encontrar a motivação que lhes permitirá mudar de hábitos. Mas, depois de vários meses de massagem sentada, eles poderão "entrar" de novo em seu corpo. A partir daí, encontrarão mais facilmente a motivação para frequentar as salas de ginástica e melhorar o seu estado de saúde.

## Terceira opção

O patrão não desembolsa um centavo, mas autoriza que você venha à sua empresa, onde são os empregados que pagam as sessões. Geralmente, é isso o que ocorre. É um bom sistema. Na Europa, ao contrário dos Estados Unidos, as seguradoras reembolsam os seus filiados na maior parte das suas despesas de saúde, e as pessoas perguntam sistematicamente se as sessões de massagem sentada são cobertas pelo seguro. O conceito de massagem sentada de 15 minutos é fundado na moderação do preço (geralmente 20 francos por sessão). Não é uma soma enorme e entra no orçamento da maior parte das pessoas. Ser obrigado a depender da seguridade social para receber honorários é em geral desagradável. É melhor que o próprio empregado pague a sessão, o que evitará que você passe todas as noites preenchendo formulários de seguridade social. Com essa opção, você está seguro de trabalhar só com pessoas que desejam realmente ser massageadas.

A terceira situação é hoje a mais frequente. Um número crescente de empresas, porém, tem decidido financiar massagens sentadas no local de trabalho. O tempo passou, e os dirigentes de empresas são agora informados o bastante pela mídia para começar a reconhecer o valor da massagem sentada e a introduzir programas de massagem nos locais de trabalho, custeados por eles. Muitas empresas já têm um orçamento disponível para programas de assistência aos empregados. Uma das empresas com as quais trabalho dispunha de 300 mil francos que desejava consagrar a seus empregados em razão do baixo custo dos seguros naquele ano, mas não sabia como gastar esse dinheiro. Eu disse aos responsáveis que tinha uma excelente ideia sobre como poderiam aplicar esse dinheiro! Um programa de massagem sentada constituiria a melhor maneira de agradecer aos empregados sua devoção e compromisso!

Existe uma outra forma de pagamento pelos serviços de massagem sentada: a troca. Pude pagar contas bem altas de tratamento dentário, de consertos de carro e até mesmo de serviços contábeis em troca das minhas massagens sentadas. É possível obter praticamente tudo com a troca. É um sistema formidável para aqueles que não estão dispostos a comprar uma massagem para se dar conta do que se trata. Muitos profissionais apreciam essa abordagem porque não há troca de dinheiro. Todavia, se escolher esse método, você deverá estabelecer claramente os termos do acordo, para que ninguém se sinta lesado. É preciso que cada um tenha a sensação de lucrar com isso.

Todos gostam de fazer negócios. Porque sabem disso e querem absolutamente trabalhar, os profissionais da massagem sentada têm tendência a propor descontos importantes a muitos clientes. Se você fabrica um produto, não faz grande diferença produzir 100 ou 200 unidades. Quanto mais o cliente comprar, mais você poderá lhe conceder um desconto considerável. Mas, no caso da massagem sentada, o inverso é verdadeiro. Fazer cinco sessões é uma coisa, mas fazer 15 num dia exige um gasto de energia bem maior. Não dê descontos demais. Com certeza, terá poucos clientes a curto prazo, mas sentirá os efeitos disso a longo prazo. É preciso que você tenha a sensação de que está recebendo uma compensação justa pelos seus esforços. Se concede um desconto de 50% a 25 clientes, isso equivale a dizer que massageia 25 pessoas pelo preço de 12,5, e você não ficará muito motivado a voltar a essa empresa toda semana. Essa falta de motivação afetará a qualidade do seu trabalho. Portanto, é muito importante compreender o que você está oferecendo realmente, o nível da sua competência e de sua devoção. Se o valor do seu trabalho estiver claro em sua mente, você ficará muito menos inclinado a reduzir seus preços; por isso, tire um tempo, antes de propor seus serviços, para atingir um certo nível de domínio ou pelo menos de alta competência.

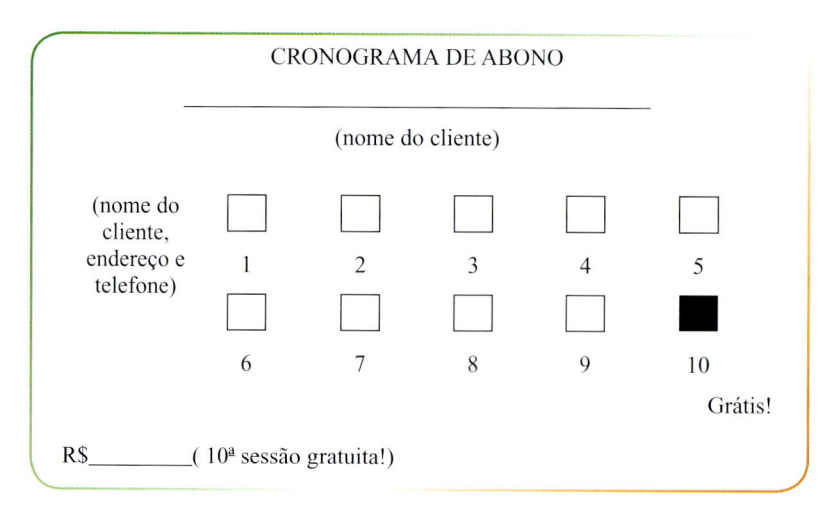

Figura 1. Exemplo de cronograma de desconto

Se, *apesar de tudo,* quiser dar algum tipo de desconto, eis o exemplo de um cronograma (figura 1) no qual você poderá inspirar-se para propor um pacote de 10 massagens pelo preço de 9, pagas com antecedência (por exemplo, 10 sessões por 720 francos em vez de 800). Esse sistema é a um só tempo bom e ruim. É bom porque você dispõe de imediato de uma soma bastante importante e é ruim pela mesma razão: o dinheiro é gasto rápido demais, e você ainda tem de fazer três ou quatro meses de massagens. Fazendo isso, você poderá muito bem ir a contragosto à empresa, pensando que vai até lá para praticar massagens, depois voltar para casa sem dinheiro, já que foi pago antecipadamente há muito tempo. É bom porque o cliente não tem de pensar em arrumar dinheiro quando você vai à sua empresa. Assim, ele hesitará menos em beneficiar-se regularmente de seus serviços. O cronograma de desconto é válido, pois todos os clientes o terão, e deverá ser preenchido com uma marcação no quadrinho correspondente a cada sessão. Ele também é válido, porque conservará o número do seu telefone (no caso de o cliente querer uma massagem corporal completa).

Concluindo, tire um tempo para analisar a empresa na qual você quer trabalhar e escolha um modo de pagamento que satisfaça a todos. Nem sempre será necessariamente o primeiro. Esteja preparado para propor os três modos de pagamento quando discutir com o diretor do departamento de pessoal ou com o diretor do departamento de recursos humanos.

## Estatísticas

Muitos profissionais me pedem estatísticas que provem que um programa de massagens sentadas numa empresa diminuirá sem custo algum o absenteísmo e aumentará a produtividade. Disponho de algumas estatísticas acerca dos Estados Unidos, e eu poderia citá-las aqui, mas essas cifras não seriam probatórias. A ética norte-americana do trabalho é muito diferente da que prevalece na Europa, por isso, a meu ver, essas cifras extraídas de dados norte-americanos não são de grande utilidade para o mercado europeu.

Pessoalmente, não acho que as estatísticas constituam o melhor meio de convencer os clientes potenciais da importância do controle do estresse e da promoção da saúde no local de trabalho. Penso que é mil vezes melhor abordar o problema de um outro ponto de vista. Se você é entusiasta, se conhece os seus limites e sabe o que pode oferecer, se tem boas competências no plano do toque e comportamento profissional, então julgo que se sairá muito bem. No entanto, tenho plena consciência de que muitas empresas são administradas por contadores, por isso, se me for de todo necessário mostrar cifras para tranquilizá-los, acho que é melhor fazer a sua própria pesquisa interna. Assim, disporemos de cifras que corresponderão exatamente *àquela* empresa.

A figura 2, a seguir, representa um exemplo de formulário de pesquisa que poderá ser usado para fornecer à empresa cifras significativas.

Se você for a uma empresa e oferecer gratuitamente a primeira massagem a todos os empregados que quiserem fazer a experiência antes de se comprometerem com sessões regulares, talvez precise praticar 50 ou 60 massagens. Quando um empregado for até você para receber a sua massagem "gratuita", explique-lhe que a sessão não é de todo "gratuita". Depois da massagem, você gostaria que ele consagrasse um minuto de seu tempo preenchendo um breve formulário sobre os seus efeitos. Pode explicar a ele que precisa juntar dados para ajudar os dirigentes da empresa a determinar se o serviço poderia ser ou não benéfico a seus empregados.

Assim que estiver de posse dos 50 ou 60 formulários, poderá fazer as suas estatísticas, em seguida, comunicá-las ao contador, que disporá, desse modo, de cifras pertinentes à *sua* empresa. Você poderia descobrir que, dos 50 clientes, 41 sentiam-se muito estressados antes da massagem, 45 sentiram-se bem relaxados depois da massagem, 47 estão persuadidos de que esse serviço poderia torná-los mais produtivos, 38 acham que esse serviço, garantido num ritmo regular, poderia contribuir para a diminuição do absenteísmo e, enfim, que 44 deles calculam o preço do serviço a 20 francos por sessão. Poderia igualmente constatar que todos escreveram comentários favoráveis sobre o serviço em geral e sobre a massagem ou o massagista em particular. Sugira aos dirigentes que implantem um programa piloto na sua empresa, com 6 a 9 meses de duração. No fim desse período, eles poderão reavaliar a situação da empresa e determinar se estão satisfeitos ou não com o programa de massagens. Se a resposta for negativa, isto não será um problema: basta interromper o programa. E, se eles estiverem satisfeitos, poderá continuar a garantir o seu serviço, até mesmo para aumentar o programa.

Munido desse retorno, o contador poderá ficar com a consciência tranquila, sabendo que os empregados apreciam realmente esse serviço e que pensam que ele poderia contribuir para fazer com que os empregados tivessem melhor desempenho. Eis aí: agora eles dispõem de cifras, e você pode começar a pôr mãos à obra!

# Formulário sobre os efeitos da massagem sentada

_____

(nome do cliente)

_____

(data)                               (terapeuta)

1) Como você se sentia antes da massagem?
   (Circule um dos números)

| 1 | 2 | 3 | 4 | 5 |
|---|---|---|---|---|
| muito estressado | estressado | normal | relaxado | muito relaxado |

2) Como você se sentiu depois da massagem?

| 1 | 2 | 3 | 4 | 5 |
|---|---|---|---|---|
| muito estressado | estressado | normal | relaxado | muito relaxado |

3) Você acha que essa massagem, se feita regularmente, poderá contribuir para aumentar a produtividade do seu trabalho?

| 1 | 2 | 3 | 4 | 5 |
|---|---|---|---|---|
| não | um pouco | sem opinião | acho que sim | certamente |

4) Você acha que essa massage, se feita regularmente, pode ajudar você a ser mais assíduo e pontual?

| 1 | 2 | 3 | 4 | 5 |
|---|---|---|---|---|
| não | um pouco | sem opinião | acho que sim | certamente |

5) Qual é, para você, um preço justo por essa massagem?

_____

6) Você tem outros comentários a fazer?

_____
_____
_____

Figura 2. Formulário sobre os efeitos da massagem sentada

## Demonstrações Gratuitas

As opiniões divergem, como vimos mais acima, sobre os serviços gratuitos e sobre as consequências que acarretam. Alguns entendem que, se gratuito, o serviço é desvalorizado e que as pessoas não podem apreciá-lo tanto quanto se tivessem de pagar ou se houvesse um sistema qualquer de troca. Isso talvez seja verdade, mas, se levarmos em consideração o fato de que a quarta dimensão é o meio mais eficaz de vender serviços de massagem sentada, então as sessões gratuitas lhe parecerão necessárias.

Se só massagear as pessoas dispostas a pagar, você limitará muitíssimo o campo da sua atividade. Dado que a massagem sentada é ainda uma atividade pouco desenvolvida, resta um grande trabalho de informação a realizar. As sessões gratuitas, portanto, só constituem uma atividade pedagógica necessária. Mas quantas sessões gratuitas devemos oferecer? Devem todas as sessões ser gratuitas ou apenas a primeira? Isso depende do tamanho da empresa e dos esforços de persuasão que é preciso fazer para convencer os dirigentes do valor do seu serviço. Algumas empresas estão preparadas para começar de imediato um programa de massagem sentada. Às vezes, basta massagear o diretor dos recursos humanos (e sua secretária, que lhe dará sua opinião assim que você for embora) — ou seja, apenas duas sessões. Se forem convencidos, eles o contratarão e redigirão uma circular indicando quais sessões de massagem são propostas e pagas pela empresa.

Em outras situações, as coisas poderiam muito bem não ser tão fáceis assim. No caso de os empregados terem de pagar as sessões, e não o empregador, seria bom que você oferecesse a cada um a primeira massagem gratuita. O conceito de massagem sentada é simplesmente abstrato demais para que possamos compreendê-lo sem experimentar. Pode acontecer de você ter de praticar 50 sessões gratuitas no âmbito dessa campanha explicativa. A partir do momento que eles sentirem os efeitos dessa massagem, é mais do que verossímil que a apreciarão muito e que voltarão na semana seguinte, mesmo que tenham de pagar (é nesse momento que você poderá usar o formulário sobre os efeitos da massagem para ficar conhecendo as reações a ela). Outros só virão para a massagem gratuita, e você não os verá nunca mais. Não desanime! São coisas que acontecem. Mantenha a concentração e não perca de vista quem você é e o que propõe. Esse trabalho requer coragem, e você se confrontará com alguns problemas pessoais. Será julgado e observado nos mínimos detalhes. São os ossos do ofício. Aos poucos, você ficará esgotado se não tiver confiança naquilo que faz; por isso faça um esforço para reservar o tempo necessário para atingir um certo nível de domínio do *kata* antes de investir na sua venda.

Se quiser ganhar dinheiro graças a essa profissão, você, sem dúvida, ficará decepcionado. Provavelmente, será obrigado a trabalhar duro, e seus ganhos serão modestos. Mas, se a prática dessa profissão o enche de felicidade e se, por conseguinte, quisesse ganhar desse modo a vida, então não deverá haver problemas.

Uma sessão gratuita bem à vista no refeitório, na hora do almoço, é um excelente meio de mostrar àqueles que desejarem em que consiste realmente a sua atividade (a terceira dimensão). Além disso, esse sistema costuma agradar aos dirigentes, pois os empregados descobrem a sua atividade durante a hora do almoço e não nas horas de trabalho. É igualmente uma boa solução quando se trata de uma grande empresa (700 pessoas ou mais), pois é evidente que você não poderá massagear todas elas. Assim, aqueles que estiverem realmente interessados virão assistir à conferência de demonstração na pausa do meio-dia.

Se se tratar de uma empresa pequena, de 10 empregados, aí, sim, poderá pensar em oferecer uma massagem gratuita a cada um deles. Será uma boa publicidade, e os empregados compreenderão melhor o que você faz.

Enfim, terá de avaliar a sua atitude diante dessa ideia de equilíbrio global entre a sua atividade e a eficácia comercial. O formulário sobre os efeitos das suas massagens é, aqui, uma boa troca. Geralmente, é mais fácil dar a alguém um pouco de dinheiro do que dar-lhe um retorno honesto.

## Estabelecimento de um Plano de Trabalho

Mesmo sendo o *kata* uma massagem muito precisa de 15 minutos, é preferível programar apenas 3 massagens por hora. Você precisará de tempo para receber o cliente, para fazer as perguntas sobre as contraindicações e para instalá-lo bem na cadeira. Em seguida, gastará alguns instantes depois da massagem para dizer-lhe até logo e para ser pago. A figura 3 é um exemplo de emprego do tempo.

Preveja sistematicamente uma pausa para si mesmo quando planejar o seu tempo. Na realidade, é provável que você não possa relaxar durante essa pausa. Você usará o seu tempo de pausa em geral para recuperar o tempo perdido por causa do atraso dos clientes. Se a primeira pessoa atrasar 3 minutos e a segunda, 5, etc., às 10h40, você já terá 15 minutos de atraso no emprego do seu tempo e não poderá permitir-se fazer uma pausa às 11 h. Numa empresa, as pessoas vão parar de trabalhar, qualquer que seja a tarefa em curso, para ir à sua sessão de massagem, por isso é preciso esforçar-se para respeitar os horários deles, pedindo-lhes que respeitem os seus. O que quer que seja, sem dúvida, é preciso mostrar-se mais leve do que eles, por isso leve em conta o fato compensação temporal. Se todos estiverem no horário, então você poderá beneficiar-se dos seus 20 minutos de pausa.

Tente encontrar um aliado na empresa. Pode ser uma recepcionista, que pode estabelecer no seu lugar o emprego do seu tempo toda semana. Você lhe dará várias cópias desse formulário, o que lhe permitirá telefonar para todos os interessados e marcar um encontro com eles. Peça-lhe para casar o máximo possível as sessões.

## PLANO DE TRABALHO DE MASSAGENS

(data)                    (paciente)

| Hora  | Cliente | Local de atendimento |
|-------|---------|----------------------|
| 9 h   |         |                      |
| 9h20  |         |                      |
| 9h40  |         |                      |
| 10 h  |         |                      |
| 10 h  |         |                      |
| 10h20 |         |                      |
| 10h40 |         |                      |
| 11 h  | pausa   |                      |
| 11h20 |         |                      |
| 11h40 |         |                      |
| 12 h  |         |                      |
| 12h20 |         |                      |
| 12h40 |         |                      |
| 13 h  |         |                      |
| 13 h  |         |                      |
| 13h20 |         |                      |
| 13h40 |         |                      |
| etc.  |         |                      |

Figura 3. Plano de trabalho

Se a primeira pessoa quiser um encontro às 9 h e as três seguintes só quiserem vir às 13 h, então você não terá nada para fazer durante várias horas. Nessas condições, se possível, peça-lhe que faça o máximo que puder para convencer os clientes a casar as suas sessões. Em troca do serviço que ele lhe prestar, poderá propor-lhe uma sessão gratuita toda semana. E trata-se de prestar um grande serviço. Tudo o que tem a fazer é telefonar-lhe na véspera para perguntar a que horas você começará e quantos clientes terá, chegar um pouco antes da primeira sessão, depois realizar o seu trabalho e, enfim, voltar para casa. Em algumas circunstâncias, tal arranjo talvez não seja possível, por isso talvez precise chegar mais cedo na empresa ou telefonar para a casa de todas as pessoas, em seguida, estabelecer você próprio o emprego do seu tempo.

## Criar o Seu Próprio Mercado

*"Você deverá ser muito prudente se não souber aonde vai, pois pode muito bem nunca chegar lá."*
Yogi Berra

Para os profissionais, a execução da massagem é a parte mais fácil do trabalho. Vender a sua atividade é muito mais angustiante. Como dissemos anteriormente, muitas pessoas têm problemas com a palavra "vender". Para elas, tal palavra induz de imediato à noção de manipulação. Alguns, diga-se de passagem, só procuram isso. Sentem-se no direito de manipular os clientes, até mesmo nas artes terapêuticas. O cliente lhes parece, antes de mais nada, um meio de ganhar dinheiro e não uma pessoa com a qual gostariam de estabelecer uma relação honesta.

Essas técnicas de *marketing* desonestas são a consequência de modelos medíocres e, acima de tudo, do medo de não ganhar dinheiro suficiente para viver. Você tem a escolha, e só o fato de saber disso já é libertador em si. Mas resta-lhe, mesmo assim, fazer uma escolha.

Você precisará escolher o seu mercado e definir o seu serviço. Depois, terá de decidir métodos de distribuição que usará para proporcionar suas prestações de serviço. Após tomar suas decisões, a principal ferramenta de *marketing* que vai ter à disposição será *você mesmo*. Quanto mais você compreender quem é, o que faz e como faz, com quem deseja trabalhar, mais sucesso terá. Nessas condições, é imperativo que se conheça perfeitamente bem. Talvez fosse útil que observasse quais são os seus sonhos, objetivos, valores e crenças. Em seguida, faça-se esta pergunta: "Será meu desejo passar o dia massageando pessoas que partilham desses sonhos, objetivos, valores e crenças, ou será tentar mudar o mundo e passar o meu tempo massageando pessoas que não partilham das minhas ideias?". Alguns preferem consagrar a sua energia com pessoas que pensam como eles, enquanto outros apreciam o trabalho social e preferem massagear pessoas que não partilham dos seus valores. Você tem a oportunidade de escolher as pessoas que compensarão os seus esforços de *marketing*, bem como o local de trabalho. Cada vez mais, os profissionais introduzem a massagem nas prisões, como elemento do processo de reabilitação dos prisioneiros. Usam o toque estruturado para fazer com que as pessoas encarceradas descubram um toque nem sexual nem violento.

"Massagearei todos os que me pagarem, porque preciso pagar as minhas contas." Eis uma atitude de todo compreensível, mas, no final das contas, o seu sucesso talvez fique muito limitado por causa da falta de clareza, de profundidade e de convicção. Você poderá muito bem ficar rapidamente "vazio". Pode introduzir essa massagem em qualquer meio e ter sucesso, por isso, por que não fazer uma escolha imediata? Se souber com quem quer trabalhar, a razão pela qual faz esse trabalho e se definir claramente esses critérios, então você deverá começar com essas pessoas. Se isso não for conclusivo, talvez precise encarar a possibilidade de trabalhar num meio que o interesse menos. Caso não goste de atletas e comece a sua atividade de massagem sentada numa sala de malhação, unicamente porque é bem remunerado, fará um compromisso não forçosamente necessário. Por isso deveria tirar um tempo para definir o que quer e lançar-se na sua atividade, fundamentando-se nas conclusões às quais chegou.

Pode ser intimidante começar de imediato pendurando-se no telefone em busca de empresas para vender os seus serviços. Alguns profissionais mandam mala direta, sem distinção, para todas as grandes empresas da sua região, com a esperança de que uma delas se interesse. Este método é tradicional, mas estamos numa área que não o é. A massagem sentada realizada dentro da empresa é uma atividade muito vanguardista, um serviço inovador que requer métodos de *marketing* inovadores.

É costume dizer que não é *o que* você conhece que importa, mas *quem* você conhece. Se puder primar nestes dois planos, suas chances de sucessos aumentarão. Se oferecer um serviço de alta qualidade do qual pode ficar orgulhoso e se, além disso, for bem relacionado, então terá bastante sucesso rapidamente. De maneira paradoxal, alguns dos profissionais mais coroados de sucesso não são os melhores massagistas. São mais dotados para travar relações do que na prática do toque.

Inversamente, alguns massagistas talentosos para o toque não são bem-sucedidos porque não sabem travar relações. Aí também constatamos a que ponto é importante estabelecer contatos neste trabalho. Por isso, antes de se lançar na sua atividade, comece por estabelecer a lista de todas as pessoas que você conhece, dos mercados potenciais que elas representam e do número de pessoas que cada um desses mercados abrange (*vide* exemplo no quadro abaixo:).

| Lista dos clientes potenciais | | |
|---|---|---|
| Nome dos amigos | Mercado que representam | Número de pessoas |
| Sylvia | companhia de telefone | 1.200 |
| Verônica | floricultura | 8 |
| Stephanie | companhia de seguros | 450 |
| Charles | empresa de informática | 730 |
| Mamãe | agência de viagens | 14 |
| Papai | serviços de polícia | 300 |
| Mary | concessionária de veículos | 30 |
| Marie | hospital | 1.500 |
| etc. | | |

Segunda etapa: examine sua lista e escolha os mercados que mais correspondam ao que você procura, quer se trate de clientes que partilham de seus valores e de suas crenças, quer de outros com os quais você pensa que pode trocar. Terceira etapa: mande seu material promocional e pedagógico acompanhado de uma carta (ou de um telefonema) a seus amigos, perguntando-lhes se eles poderiam ajudá-lo a obter um encontro com o diretor do departamento de pessoal de sua empresa.

Você é, sem dúvida, capaz de pensar de imediato em 20 ou 30 pessoas que conhece. Guarde a lista, e, depois de alguns dias, você se lembrará de um número crescente de pessoas nas quais não havia pensado até então. Bem rapidamente, você se dará conta de que, na verdade, conhece cerca de 50 pessoas que representam muitos e diversos mercados, compostos de milhares de clientes potenciais. Você perceberá que tem mais escolhas do que pensava no começo. Se preferir trabalhar com enfermeiras em vez de corretores de seguros, comece por contatar Marie, antes de contatar Stephanie. A massagem sentada provoca um formidável efeito bola-de-neve. Quando começar a trabalhar num hospital, talvez encontre uma enfermeira que tenha uma amiga que trabalha num pronto-socorro e que o porá em contato com ela, e assim sucessivamente. Poderá ganhar corretamente a vida, lidando com o tipo de pessoas que lhe convier.

De que renda você precisa? Ora, comece por estabelecer seu orçamento por escrito. De que quantia você precisa por mês para cobrir suas despesas pessoais e profissionais? Essa estimativa o ajudará a determinar o número de clientes que deverá massagear todo mês. Se conseguir encontrar 10 clientes por dia, 5 dias por semana, o resultado será 50 clientes por semana. A 20 francos a sessão, isso dá uma renda de 200 francos por dia, ou 4 mil francos por mês. Em seguida, você precisará reexaminar seu projeto pessoal e proceder às mudanças necessárias para a satisfação de suas necessidades. Levando-se em conta a situação econômica que prevalece atualmente na Europa, uma renda de 4 mil francos mensais é de todo satisfatória, sobretudo se considerar que só trabalha de 3 a 4 horas por dia. Claro está que você deverá levar em conta o número de horas que consagra ao *marketing* e aos trajetos para chegar aos seus diferentes locais de trabalho. Mas não é um grande sacrifício se considerarmos as alegrias do trabalho independente.

Trabalhar para si próprio é a um só tempo um grande luxo e um pesado fardo. Você controla totalmente sua atividade e é o único responsável pelo seu sucesso ou fracasso. Não pode atribuí-los a outrem e não tem desculpas válidas. Quando trabalhamos para outra pessoa, geralmente, contamos as horas, mas, quando trabalhamos para nós mesmos e amamos o que fazemos, não as contamos mais e não sonhamos mais com a aposentadoria.

> *"Aquele que acha que é impossível realizar algo não deveria interromper aquele que o está realizando.*
> *Aqueles que querem ser bem-sucedidos em alguma coisa encontram os meios de fazê-la; aqueles que não querem encontram desculpas."*
> Antigo provérbio chinês

Eis aqui uma lista de desculpas que você poderia invocar para justificar a falta de sucesso na massagem sentada. Não hesite em utilizá-las tanto quanto lhe aprouver:

1. A massagem sentada é uma boa ideia, mas é avançada demais para a sua época...
2. Talvez dê certo nos Estados Unidos, mas nunca dará no Brasil...
3. Só pode dar certo em empresas norte-americanas, mas os suíços (ou os franceses, alemães, italianos, os servo-croatas etc.) não têm a mente tão aberta...
4. Não é fácil...
5. As empresas nunca aceitarão pagar massagens...
6. Na minha empresa, os empregados não têm direito a uma pausa de 15 minutos para o café...
7. Não existe orçamento consagrado ao bem-estar dos empregados na minha empresa...
8. As pessoas não tiram um tempo para cuidar de si mesmas...
9. É muito difícil encontrar clientes que aceitem pagar massagens...
10. Poderia dar certo, mas...

A lista é infinita. Ouvi a maior parte dessas desculpas, mas meu prazer continua intacto quando ouço novas. Tive extraordinário sucesso com a massagem sentada nos Estados Unidos e na Europa e conheço outros profissionais que também tiveram o mesmo sucesso — em grandes ou pequenas empresas, com clientes ricos ou pobres, relaxados ou estressados, só ou com outros profissionais, etc. Nessas condições, todas as desculpas do tipo "não vai dar certo" são nulas e anuladas. *Pode* dar certo e dá, diga-se de passagem, todos os dias, em todos os lugares do mundo.

## O Valor do Fracasso

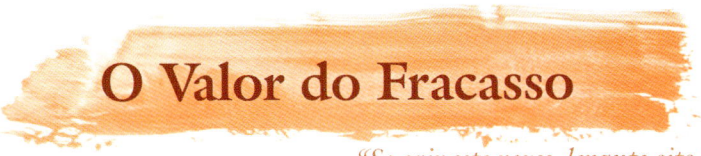

*"Se cair sete vezes, levante oito."*
P‍ROVÉRBIO CHINÊS

  O serviço da massagem sentada pode ensinar inúmeras lições. Podemos aprender a procurar a excelência num plano técnico, melhorando sem cessar a própria habilidade tátil. Podemos absorver livros inteiros sobre a maneira de administrar uma pequena empresa e de garantir um serviço de alta qualidade, sobre a maneira de assegurar o desenvolvimento e a perenidade de uma atividade ou de relações pessoais, sobre a maneira de se soltar e de aumentar a própria aptidão para aceitar pessoas diferentes, etc. Mas é pelo que poderíamos considerar um fracasso que aprendemos uma das lições mais importantes. Quando tudo funciona como desejamos, é fácil tirar um ensinamento dos nossos sucessos. Mas são principalmente os pretensos fracassos que nos ensinam as lições verdadeiramente importantes.

  Claro está que existe um potencial enorme para a massagem sentada em todos os lugares do mundo, mas esse potencial não vai se realizar sistematicamente toda vez que você for fazer uma demonstração fora de casa. É mais do que verossímil que suas prestações de serviço sejam, por vezes, mal compreendidas ou pouco apreciadas. Peço-lhe que não dê demasiada importância a isso. Não se desencoraje por esse motivo. Quando pensamos em todas as reações entusiastas que a massagem sentada geralmente suscita, podemos compreender que, às vezes, em algumas circunstâncias, as coisas não acontecem como queremos. Nesses momentos, é importante ter em mente que nada nem ninguém pode ser eficaz o tempo todo. Às vezes, não estamos 100% convencidos do valor dessa atividade, nossa vocação não suscita mais em nós o mesmo entusiasmo. Às vezes, nossos objetivos não estão de todo claros e a empresa em que trabalhamos não nos convém. Mas tudo isso é normal. Faz parte da curva de aprendizagem, do processo de aprendizagem daquilo que funciona bem (para você, na qualidade de indivíduo) e do que não funciona. Tenho minhas próprias ideias sobre o que funciona ou sobre a maneira de abordar esse trabalho. É provável que suas ideias sejam diferentes. Cada profissional deve tirar um ensinamento de todas as informações sobre a maneira de realizar bem esse trabalho, acatar o que lhe convém e simplesmente deixar o resto de lado.

Não existe fórmula mágica do sucesso nesta nova atividade. Quando as coisas não derem certo, tente não ficar desencorajado demais. Faça um esforço para conservar na mente que o nosso trabalho é, antes de tudo, um processo e não apenas um meio de ganhar agradavelmente a vida. É uma experiência formadora que tem uma curva de aprendizagem relativamente abrupta. Quando você se confrontar com o fracasso, tente descobrir o que não deu certo e, em seguida, tire um ensinamento disso. Não se costuma dizer que não há fracassos, apenas coisas que não precisaremos nunca mais fazer de novo? Tente conservar uma visão global das coisas. Se a coisa não dá certo numa empresa, não se esqueça de que há milhares de pessoas no planeta, milhões na maior parte dos países, milhares na maioria das cidades e de que você precisa apenas de 20 a 30 clientes por semana. Encontrará esses clientes, mas ser-lhe-á preciso, sem dúvida, dar mostras de perseverança. E só podemos perseverar se estivermos convencidos. Faça um esforço para compreender a razão pela qual sua demonstração não suscitou respostas positivas e para tirar um ensinamento para a sua próxima demonstração.

Mas há diferença entre uma razão e uma desculpa. O desafio cotidiano, o desafio eterno, consiste em identificar os valores que defendemos dia após dia. Uma desculpa é uma *justificativa* da razão pela qual a empresa não o contratou. Uma razão é uma *explicação* da razão pela qual a empresa não se mostrou interessada. Entre esses dois conceitos, há uma sutil, porém, importante distinção. Encontramos desculpas quando temos medo do sucesso e queremos fazer uma autossabotagem (o sucesso implica sempre uma grande responsabilidade), ou simplesmente quando não queremos assumir a responsabilidade pelas nossas ações (ou, mais comumente, pela nossa *recusa* em agir). Estamos preparados para examinar as razões dos nossos próprios fracassos quando queremos realmente encontrar e cuidar de clientes. Nós as levaremos mais facilmente em conta se compreendermos que se trata, acima de tudo, de uma prova de fogo, de um processo contínuo de aprendizagem. Se, no mais profundo do seu ser, entender que o que faz é útil, importante e de qualidade, se compreender a que ponto a maior parte das pessoas está só e desconectada, se *souber* que de 20 a 30 clientes esperam em algum lugar que alguém venha propor-lhes esse serviço (mesmo que ainda não saibam...), então não sentirá medo algum. Não terá razão para encontrar desculpas. Se uma demonstração revelar-se infrutífera, tudo bem; nem por isso terá sido inútil. Afinal, você não foi formado para garantir demonstrações perante um público!

# Diversidade dos Mercados

*"A diferença fundamental entre um homem comum e um guerreiro é que o guerreiro considera tudo um desafio, enquanto o homem comum considera tudo ora uma benção, ora uma maldição."*

Don Juan (Carlos Castaneda)

O primeiro mercado no qual a maior parte das pessoas pensa, no que tange à massagem sentada, é o mundo da empresa. Mas, na verdade, há muito mais mercados do que poderíamos imaginar. Em outras palavras, qualquer país, cidade, empresa e local público aonde você vá é um mercado potencial.

É preciso saber que existem três tipos de clientes bem diferentes, e, portanto, interações entre o profissional e o cliente. O primeiro tipo é o cliente que só vem uma vez e que, sem dúvida, você nunca mais vai ver. Esse grupo é composto de dois subgrupos: os clientes que receberam um vale presente para uma massagem sentada e aqueles do subgrupo "grande volume". O vale presente é uma grande ideia para os dirigentes de empresa que procuram uma ideia original, porém, barata, de presente de Natal para todos os empregados. Você poderia mandar malas diretas antes do Natal a todos os dirigentes de empresas da sua região para propor essa ideia. Se escolher os vale presentes, aja de tal forma que todas as condições fiquem bem inscritas nos próprios vales. Um dia, vendi um vale presente sem estipular as condições e tive de percorrer muitos quilômetros para chegar a uma empresa, a fim de realizar uma única massagem. Não se esqueça de indicar que você precisa de um mínimo de quatro massagens para se deslocar e reembolsar os vales e eventualmente de uma data de vencimento. Você poderia especificar que o vale só é reembolsável no local de trabalho, a fim de não ficar obrigado a ir à casa de dez clientes diferentes para uma única sessão de massagem. O que quer que seja, os vale presentes são uma boa coisa, pois é você que é pago, em vez de pagar para encontrar novos clientes.

A abertura de uma nova loja é igualmente uma boa oportunidade de fazer uma demonstração de massagem sentada. Assim, por exemplo, se uma grande rede abrir uma nova loja de roupas na sua cidade, poderá conversar com o gerente para lhe propor massagens gratuitas durante a inauguração. Nesse caso, você poderia fixar um preço global por dia ou por hora. É uma formidável oportunidade para a loja oferecer um presente inaugural a todos os seus novos clientes e organizar uma animação para o evento. A massagem sentada é um grande espetáculo, cheio de movimentos graciosos e de sons magníficos que nunca deixam de atrair multidões.

Podemos incluir na categoria "grande volume" os locais públicos — lagos, parques, praias, etc. As feiras livres constituem igualmente um lugar divertido para trabalhar. Esta opção é ideal para os extrovertidos, os que gostam de ultrapassar os limites da sua sala para propor suas massagens ao ar livre, onde poderão ser vistos — uma oportunidade magnífica para todos os que têm alma de artista! Esse tipo de meio ambiente exige que você tenha confiança absoluta na qualidade do seu trabalho, pois inúmeras pessoas o observarão, bem como as reações de seus clientes depois das massagens. Você falará não apenas com os clientes, mas também com os espectadores. Certo verão, quando eu fazia toda noite massagens sentadas numa rua de pedestres, um homem bêbado chegou e começou a fazer bagunça e comentários idiotas, o que atrapalhava muito a minha concentração. Em seguida, vivi meu pior pesadelo: ele começou a *tocar* o meu cliente! Felizmente, estava passando, naquele momento, na frente da cadeira e, desculpando-me, consegui empurrar aquele cara com o meu ombro. Nesse mesmo verão, uma mulher jogou uma moeda de um dólar no meu chapéu que estava no chão enquanto eu trabalhava. Ela não percebeu de modo algum que eu estava fazendo uma massagem. Achava que eu estivesse fazendo um espetáculo de pantomima!

Todos os tipos de experiências o esperam na rua, se a sua personalidade estiver preparada, passará por grandes alegrias.

Os salões profissionais representam outra oportunidade de tocar um grande número de clientes ocasionais. Você pode ora alugar um estande e massagear as pessoas que assistem a um congresso, ora fazer um acordo com a direção do salão, nos termos do qual você pode usar sua cadeira em qualquer lugar vago do salão em troca de uma porcentagem sobre os seus ganhos. Você pode até mesmo estabelecer um compromisso com um expositor. Ele lhe pagará as massagens que você fizer gratuitamente em seu estande. Ele lhe dará uma quantia global, e você massageará os passantes que assim o desejar. É uma forma de publicidade para o expositor, pois as pessoas vão parar e ver o nome da empresa que oferece as massagens, enquanto o expositor terá a oportunidade de conversar com as pessoas que observam a sessão.

Os aeroportos, as estações de trem, etc. são também excelentes lugares para atingir um público numeroso. Como obter autorização para trabalhar num lugar desses? Ou você usa o método tradicional de escrever ao diretor, ou a obtém graças a um contato estabelecido de antemão. Se você quiser realmente trabalhar num lugar muito particular, precisará, sem dúvida, dar mostras de grande espírito criativo. Se quiser praticar sua atividade numa determinada empresa, mas não conhece ninguém que nela trabalhe, você poderá tentar descobrir um lugar onde os empregados vão tomar uma bebidinha depois do trabalho, em seguida, entabular conversas com eles para lhes explicar o que você faz. Assim, poderá criar laços amigáveis com uma pessoa que trabalha nessa empresa. Não se trata de manipulação ou de desonestidade. Se você gosta realmente de gente, é normal que goste de fazer novos amigos. Eles também ficarão contentes em encontrá-lo. É uma situação na qual todos saem ganhando. Não é um método tradicional de *marketing*, mas, novamente, nosso trabalho tampouco tem algo de tradicional.

No que diz respeito aos aeroportos, o melhor meio de neles se introduzir não é de modo algum se dirigir diretamente aos responsáveis, mas antes entrar de penetra, graças a um contato estabelecido com uma empresa que tenha concessão no aeroporto. Em Genebra, uma profissional fechou um acordo com a farmácia do aeroporto, nos termos do qual ela receberia uma renda fixa em troca de massagens propostas gratuitamente às pessoas que assim o desejassem. Seu salário estava incluído no orçamento de publicidade da farmácia. Em vez de gastar uma soma considerável na instalação de um outro estabelecimento no aeroporto, os responsáveis pela farmácia pagaram a essa profissional para que ela praticasse massagens na própria farmácia, e essa atividade contribuiu para o aumento da clientela.

O turismo constitui um meio muito importante de desenvolvimento da massagem sentada. Todos os dias, no verão, milhares de turistas do mundo todo param nas áreas de descanso das rodovias, cansados e doloridos depois de longas horas de estrada. Estes são bons locais de trabalho para os profissionais. Você disporá de um número ilimitado de clientes desejosos de beneficiar-se de seus serviços. As excursões de ônibus são também muito eficazes. Esses turistas ficam sentados por horas, depois visitam a pé muitos lugares. Ficam esgotados e só pedem uma massagem rápida de 15 minutos antes de subir no ônibus. Você pode esperá-los no ponto turístico, onde os ônibus param sempre por certo tempo, ou fechar um acordo com a empresa de ônibus nos termos do qual lhe pagarão suas prestações de massagens, o que dará certa vantagem a essa empresa diante da concorrência. Na verdade, todos os lugares em que as pessoas devem esperar são bons locais para instalar sua cadeira.

Você deve sempre respeitar as leis acerca da massagem sentada. A regra de ouro é a seguinte: beneficiar-se do apoio ativo do responsável pelo lugar, quer se trate da polícia, do dono de um café, do diretor de uma empresa, etc. Deve, antes de mais nada, encontrar o responsável pelo lugar onde quer trabalhar, em seguida, obter seu apoio. Caso contrário, não poderá ficar nesse local por muito tempo. As leis mudam de um país a outro, de um cantão a outro, de um departamento a outro. Tem de conhecer as leis do lugar onde quer exercer sua atividade, depois encontrar um meio original de administrar essas variáveis. Quando eu praticava massagens na rua, não conhecia as leis. Não sabia nem mesmo a quem me dirigir para conhecê-las. Finalmente, dois inspetores de polícia vieram dizer-me que eu não tinha o direito de fazer o que fazia sem permissão. Perguntei-lhes onde poderia obtê-la, e eles me responderam que não existia nenhuma permissão para aquilo que eu fazia. Eu poderia desfazer-me em desculpas e me mandar na hora, mas reparei numa loja que tinha uma entrada separada, do tamanho exato para que eu pudesse instalar lá a minha cadeira. Fui ver o proprietário da loja e lhe propus uma massagem. Ele aceitou, e eu lhe disse o que fazia. Expliquei-lhe o impacto publicitário da massagem sentada; a que ponto atraía as pessoas. Também lhe ofereci uma porcentagem sobre os meus ganhos. Ele ficou mais do que contente de beneficiar-se das vantagens dessa nova atividade publicitária e autorizou-me a começar imediatamente minhas prestações.

Tinha começado as minhas atividades quando os dois policiais voltaram para me lembrar de que eu não tinha o direito de praticar massagens em vias públicas. Informei-lhes que, na realidade, eu não estava em via pública, mas a dez centímetros fora dos limites desta, num espaço privado. Pedi-lhes que se dirigissem ao proprietário daquele espaço.

Ele lhes confirmou que me havia, efetivamente, autorizado a trabalhar nos limites de sua loja. Não posso dizer que fiz novos amigos na polícia naquele dia, mas a moral dessa história é que não se deve nunca renunciar rápido demais. Não se desfaça em desculpas e faça um esforço para encontrar um meio de resolver o problema, mesmo que não seja evidente no começo. Finalmente, fui visitar os membros do conselho municipal para insistir sobre a importância de autorizar a prática da massagem sentada em vias públicas, afirmando que Boulder (a cidade em que eu morava na época) era manifestamente aberta aos problemas de saúde e que a massagem em público fazia intrinsecamente parte da tradição dessa cidade nessa área. Minhas atividades estavam totalmente de acordo com a filosofia da cidade e ofereciam uma mensagem positiva aos turistas que a visitavam. Munido de minha nova permissão, avancei dez centímetros a minha cadeira, dentro dos limites da via pública.

O nível seguinte na relação que se estabelece durante uma massagem sentada é a relação a curto prazo. Diz respeito aos clientes que você só massageará por curto período de tempo. Os locais de filmagens representam aqui um bom exemplo. Quando aparecer uma oportunidade dessas, poderá ser contratado para oferecer seus serviços de massagem sentada a todas as pessoas que assim o desejarem durante os dois meses de filmagem. O mesmo conceito aplica-se aos estúdios de gravação ou a qualquer acontecimento de curta duração.

Tive a sorte de poder praticar massagens em turnês de dois célebres grupos de músicos durante um período de três semanas. Nessas duas ocasiões, eu assistia aos concertos como simples espectador e tinha, além disso, a possibilidade de ir aos bastidores, como massagista oficial. Se quiser trabalhar com esse segmento do mercado, contate o empresário de um grupo e diga-lhe que os músicos, em turnê, provavelmente, ficam muito cansados. Explique-lhe que você tem uma cadeira especial no carro e que ficaria muito feliz em ir aos bastidores oferecer gratuitamente massagens sentadas a qualquer membro do grupo que assim o desejar. Talvez o empresário goste da ideia, pois poderá, desse modo, ser bem visto pelo grupo! Assim que você for autorizado a massagear os músicos, o resto virá naturalmente. Seja persuasivo no sentido de mostrar-lhes a vantagem de ter um massagista pessoal com eles nas turnês. Diga-lhes que, com a sua cadeira, poderia viajar facilmente com eles e massagear todos nos bastidores, antes e depois de cada concerto! Proponha um preço honesto e negócio fechado! Parabéns! Você é agora o massagista oficial da turnê da Madonna!

Isso lhe parece fácil demais? É e não é. No que me diz respeito, sempre foi fácil, em parte porque estou persuadido de que *é* fácil. Para outras pessoas, sempre será difícil, porque, a meu ver, elas pensam que *é* difícil. Se você pensar que é difícil ou o contrário, terá razão nos dois casos. Mas não se iluda. "Fácil" não significa que não haverá muito trabalho. A parte trabalho dessa experiência, o processo, é isso que é interessante, e não unicamente a realização do objetivo. É fácil cair na armadilha do objetivo a qualquer preço e perder, assim, de vista o caminho que deverá pegar para atingi-lo, bem como os ensinamentos que disso tirará. Essa armadilha é o que, às vezes, torna difícil a instauração da prática da massagem sentada. Se você só enxergar o objetivo, ele lhe parecerá, sem dúvida, distante demais, e o caminho que a ele conduz parecerá também tortuoso. Formar uma clientela não deveria tomar muito tempo. As pessoas apreciarão muito a sua atividade e ficarão de imediato interessadas. Por isso tire um tempo e desenvolva seu trabalho de maneira enriquecedora a si mesmo.

> *"Estamos tão preocupados em atingir um objetivo que não damos atenção alguma aos meios psicológicos graças aos quais esse objetivo será atingido. Para nós, todos os meios são bons.*
> *Mas a natureza do universo é tal que o fim nunca justifica os meios. Ao contrário, os meios sempre determinam os fins.*
> ALDOUS HUXLEY

A intervenção de urgência é outra situação a curto prazo. Todo ano, por exemplo, os contadores ficam estressados em razão da sobrecarga de trabalho ao término do exercício financeiro. Nas empresas de informática, um novo produto deve ser introduzido no mercado todo mês, por isso, no fim desses períodos, os empregados trabalham 16 horas por dia e nos fins de semana. Sabendo disso, poderia enviar uma mala direta a todos os gabinetes de especialistas em contabilidade, *antes* de 1º de abril, para descrever sua atividade relativa à intervenção de urgência. Descreva os efeitos relaxantes e reenergizantes da massagem sentada no local de trabalho e ofereça-lhes uma sessão gratuita para que se familiarizem com esse conceito. Esse serviço pode ajudá-los a realizar o seu trabalho no prazo prescrito, a ser mais produtivos e mais relaxados.

Há muito a fazer no mundo hoje, tantas pessoas que precisam de serviço. Mas cabe a nós estarmos atentos, encontrarmos essas pessoas e as oportunidades que nos esperam. Faça tudo o que puder para encontrar um bom local para praticar a massagem sentada. Se ler no jornal local que uma empresa registrou lucros excepcionalmente altos neste mês, mande aos responsáveis uma pequena carta para felicitá-los pelo sucesso e proponha-lhes oferecer uma massagem sentada a todos os seus empregados para agradecer-lhes o duro trabalho realizado. Uma atividade pouco convencional exige um *marketing* também pouco convencional. Se não agir assim, ninguém o fará em seu lugar. E, se alguém fizesse, você deveria pagar esse serviço. Há bastante trabalho para todos, por isso é inútil perder energia preocupando-se com a concorrência. Trabalhe em grupo. E, se trabalha sozinho, concentre sua energia no desenvolvimento de sua atividade de massagem sentada. Não se preocupe com o que os outros profissionais fazem.

Se tiver dificuldades para encontrar locais de trabalho, dê mostras de espírito criativo. Aproveite os espaços inutilizados.

Quando eu trabalhava na vitrine daquela loja em Boulder, fiz o proprietário observar que a zona na frente de sua loja não lhe dava nada e que a minha presença poderia rentabilizar esse espaço. Ele compreendeu o interesse da minha proposta e me contratou. Esse procedimento é de todo válido para os cafés, os restaurantes (perto de um lago, por exemplo), ou para qualquer ponto turístico, no caso de as autoridades locais não quererem lhe dar permissão.

Em vez de telefonar para o responsável pelo serviço municipal para solicitar-lhe permissão, provavelmente, seria melhor que você marcasse um encontro com ele para lhe dar uma massagem e tentar apaziguar seus eventuais receios. É essencial explicar-lhe o caráter não terapêutico e não medicinal desse trabalho. A perspectiva de uma terapia em público, com certeza, o preocupará. Explique-lhe que se trata simplesmente de um pequeno relaxamento que não visa à resolução de nenhuma perturbação.

O objetivo final da relação que se instaura na massagem sentada é uma relação a longo prazo. A prática de massagens num salão de beleza ou numa sala de ginástica ou em qualquer empresa pode ser assimilada a uma relação a longo prazo. O mercado de pessoas idosas é a esse respeito particularmente interessante. O método da massagem sentada é particularmente benéfico para elas, porque é muito mais fácil e seguro sentar-se numa cadeira, sem se despir, que deitar-se numa mesa de massagem. As pessoas idosas têm grande necessidade de ser massageadas; sofrem muitíssimo da falta de um toque não terapêutico, cheio de compaixão. Além disso, a sessão de 15 minutos lhes convém perfeitamente, muito mais que uma massagem de uma hora (e lhes é muito mais viável).

Os clientes a longo prazo são aqueles que você vê toda semana, ou quase. Existem empresas pequenas, médias ou grandes. Geralmente, os profissionais tomam, de início, por objetivo as grandes empresas, pensando que, se ela tem 2 mil empregados, será fácil encontrar 50 que queiram receber uma massagem toda semana, o que se traduzirá numa renda de 4 mil francos por mês e permitirá encerrar o trabalho de *marketing*. Infelizmente, a realidade é um pouco diferente. Em regra geral, quanto maior a empresa, maior é o número de níveis hierárquicos com os quais será preciso tratar. É até mesmo muito difícil *encontrar* o responsável capaz de tomar uma decisão. Você se dirigirá a um diretor-adjunto, que gostará da sua proposta, mas que deverá passá-la ao seu superior, o diretor do serviço, que deverá passá-la ao diretor do departamento de pessoal, que, por sua vez, vai querer, antes de tudo, discuti-la com o diretor dos recursos humanos, etc. Resultado: você terá de esperar muito tempo antes de obter uma resposta.

E, mesmo que, por sorte, tudo der certo, tenha bem claro em mente com o que você está se comprometendo. Poderá ficar entusiasmado demais por ter conseguido convencer os responsáveis por essa grande empresa, tão conhecida. Agora que os convenceu, terá de ir todos os dias a essa empresa para oferecer a prestação dos seus serviços. A dificuldade que existe em *convencer* um cliente se transformou numa outra: a de ficar cansado da obrigação de *respeitar* o contrato. Talvez seja mais fácil trabalhar em cinco empresas pequenas, com apenas dez empregados em cada uma. Assim, a experiência que você vive na segunda-feira será muito diferente da que viverá na terça-feira, etc. Por exemplo, os agentes de viagem são em geral muito estressados. Eles podem, sem dúvida, pagar uma hora de massagem, mas não têm tempo. Com certeza, apreciarão o seu trabalho, e, no que lhe diz respeito, você descobrirá como funciona uma agência de viagens. A massagem sentada é o passaporte que lhe permitirá descobrir todos os meios que lhe interessam. Numa empresa pequena, é fácil encontrar o dono. É igualmente mais fácil convencer o dono de uma pequena empresa a financiar massagens, pois tem menos empregados e não tem inúmeras questões administrativas para resolver.

Talvez queira praticar com os três tipos de relação misturados ou trabalhe no sábado no mercado com muitos clientes que não verá nunca mais. Toda segunda-feira, talvez vá à mesma empresa de informática para tratar de 14 clientes. De vez em quando, você faz algumas intervenções de urgência nos gabinetes de especialistas em contabilidade. E acontece, às vezes, de ser contratado para massagear os membros de uma companhia de teatro de passagem por dois meses na sua cidade. Esse procedimento é, sem dúvida, menos estável no plano financeiro, mas oferece mais diversidade e estímulo.

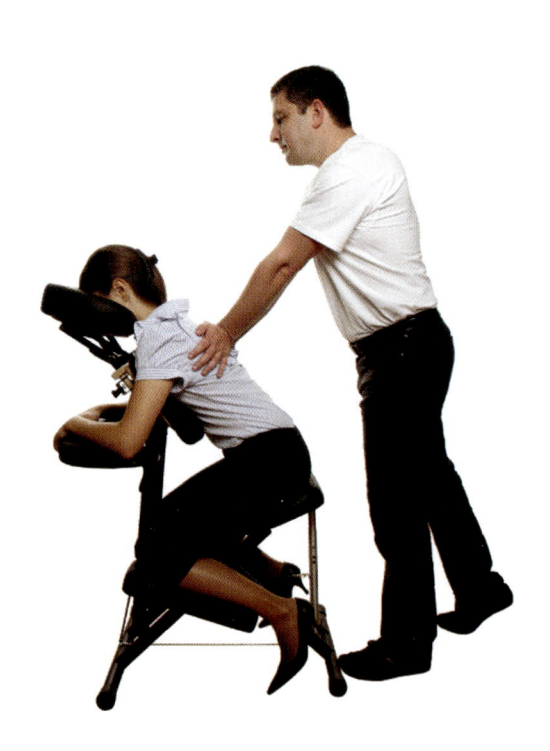

# Conclusão

Como conclusão, temos a grande sorte de sermos pioneiros, de participarmos da revolução do toque, da reconexão, de oferecer um serviço que gostaríamos de receber. Podemos criar uma atividade profissional que reflita nossos valores pessoais e que ofereça um serviço de alta qualidade a todos, não somente às pessoas abastadas. Podemos ganhar corretamente a vida, fazendo o trabalho para o qual pensamos ter vindo à Terra. Não perca de vista a importância desse trabalho. É tão necessário quanto gratificante. A massagem sentada é uma prática ainda na infância, mas espero sinceramente que as informações apresentadas neste livro não sejam consideradas uma doutrina, mas sim uma centelha que apenas estimulará o nosso pensamento. Agora que tudo foi dito, cabe a você construir sua própria atividade profissional, desenvolver suas competências e oferecer um serviço de alta qualidade. Terá de decidir pessoalmente o que mais lhe convém. Espero que estas linhas permitam que você simplesmente reconheça o que já sabe no mais profundo do seu ser. Como dizia Gil Scott Heron: "Ninguém pode fazer tudo, mas todos podem fazer alguma coisa".

# Epílogo

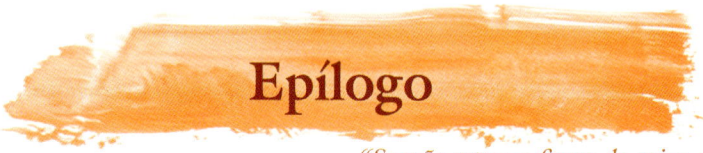

*"Se não estou a favor de mim, quem estará?*
*Se não estou a favor de mim, o que sou?*
*E, se não for agora, quando será?"*

Provérbio judaico

Há 18 anos, vejo o impacto extraordinário da massagem sentada na vida das pessoas, tanto para os beneficiários quanto para os profissionais! A massagem sentada simplesmente revolucionou a esfera do bem-estar. Hoje, sua aplicação é extremamente variada: nas feiras, nas empresas, nos aeroportos, nos navios, nos hospitais, em família, em todos os lugares! Pessoalmente, sempre considerei como um verdadeiro privilégio poder participar do crescimento dessa abordagem e testemunhar sua expansão em várias partes do mundo!

A massagem sentada permite a qualquer pessoa que deseje dar sua contribuição para a nossa sociedade poder fazê-lo facilmente e de uma maneira extremamente prazerosa. Tive a grande oportunidade de ver pessoas comuns viver experiências extraordinárias ao massagearem sua família. Vi as relações humanas entre membros da família ou colegas de trabalho melhorar, pessoas sem oportunidade se reciclar e, em pouco tempo, se tornar profissionais em massagem sentada! Vi pessoas, após uma longa carreira como assalariados, se tornar independentes criando sua própria sociedade! Com a massagem sentada, podemos ganhar dinheiro, é claro, mas obtemos muito mais do que nossa vida material! Conseguimos o respeito, a admiração, a autoestima, a confiança em si mesmo, a liberdade, o desenvolvimento pessoal, a expressão do ator interior (uma vez que massageamos em público!) e tudo isso compartilhando um momento íntimo e privilegiado, levando o bem-estar àquele que, provavelmente, jamais teria ido a um lugar específico para se oferecer uma massagem! A sua cadeira é realmente uma chave que abre muitas portas! Tive acesso a ambientes exclusivos por meio de minha cadeira! Que aventura! Massageei até mesmo modelos nos camarins antes de um desfile de moda em Paris. O que mais vocês querem?!

Ou seja, a massagem sentada é ao mesmo tempo intensa, profunda, mas também divertida e vibrante! E esse é o privilégio, se divertir compartilhando um momento sagrado e sincero com um outro ser humano, e tudo isso ganhando o seu dinheiro. Eis o verdadeiro desafio de nosso caminho profissional.

Minha definição do trabalho é: "O trabalho é a expressão do impulso criativo interior, que contribui para um maior bem-estar da sociedade". A massagem sentada é a ferramenta que lhe permitirá viver essa definição do trabalho!

Toda semana, recebo cartas muito tocantes da parte de meus alunos, narrando suas experiências e alegrias oferecidas pela massagem sentada. Desejo dividir, nas próximas páginas, algumas de suas aventuras!

Espero que vocês vivam seus próprios sonhos com a massagem sentada.

Banzai!

*Tony Neuman*

# Alguns Depoimentos

*Bom dia,*
*Eu me chamo Esther. Tenho 77 anos e há cinco anos fiz um curso de massagem sentada com Tony!*

*Antes de fazer esse curso, eu era invisível. Vivo em uma comunidade de pessoas da terceira idade, e meu marido já partiu há vários anos. Moro sozinha e conheço poucas pessoas.*

*Mas, depois do estágio de Tony, tive de oferecer sessões às cobaias, logo propus as massagens aos meus vizinhos.*

*Insisto em agradecer a Tony porque, depois dessas massagens, eu me tornei uma "Star"! Agora todos me conhecem e exigem o meu toque todos os dias! Estou tão contente de ainda poder contribuir para alguma coisa e também de receber a atenção de outras pessoas!*

*Obrigada mil vezes!*

Esther, Lausanne

*Bom dia,*
*Quando ouvi falar da massagem sentada, meu interlocutor me disse que o único empecilho era o dinheiro, pois seria preciso passar por várias etapas antes de obter o diploma do Touch Line. Portanto, hesitei um pouco, deixei de lado essa nova opção.*

*Algum tempo depois, a ideia de poder aprender a massagem sentada ressurgiu. Sem hesitar, comprei primeiramente o livro de Tony, eu o percorri tentando compreender o que era dito ali. Fiquei muito entusiasmado, mas precisava encontrar o momento certo para poder participar de um curso de três dias. E foi o que aconteceu. Diria que esse curso foi bem rápido, ainda que intensivo. Foram 23 técnicas a ser aprendidas em dois dias e meio, e isso é muita coisa. Para mim, o primeiro passo foi dado. Agora era necessário obter o diploma. Para isso, precisava realizar cem massagens em um período de quatro meses. Comecei, portanto, a fazer massagens grátis, iniciei pelas ações de sensibilização. Ofereci meus serviços a uma loja, e isso foi realmente interessante. Encontrei pessoas diferentes: as persuadidas, as sem ideias, as céticas, e, algumas vezes, os meus próprios preconceitos como obstáculos.*

*Um dia, encontrei-me diante de uma senhora com mais de 70 anos, uma antiga atleta de ginástica de alto nível. Soube rapidamente de que país ela era originária e tive um momento de hesitação, pois não tinha mais vontade de lhe fazer a massagem sentada. Apesar da minha falta de entusiasmo, acabei fazendo a massagem, deixando-me levar por aquilo que tinha aprendido, tentando fazer muito bem os movimentos, mantendo uma certa fluidez nos encadeamentos. Quinze minutos mais tarde, eu era um homem feliz, pois finalmente tinha me comunicado com essa senhora e sentia uma imensa satisfação, pois ela sentia um grande bem. Isso significa que é preciso deixar seus preconceitos de lado, investir, compartilhar um momento de comunhão, dar de si para o bem maior do outro.*

*Um outro caso: eu recebi um homem de uns 40 anos, um operário (um pedreiro) que me encarava com olhos muito céticos, incrédulos e realmente não acreditava nessa massagem. Ele se deixou massagear, crispado no início, e, à medida que a sessão avançava, ele se descontraía, por fim, abandonou-se completamente às minhas mãos. Ele me agradeceu com entusiasmo, pois tinha experimentado alívio, bem-estar e um grande relaxamento. Para mim, foi o mais belo cumprimento do dia.*

*Durante o salão de Mednat 2004, tive a oportunidade de participar como aluno de Tony de seu estande. Compreendi assim o que realmente significava praticar a massagem sentada ao encadear um cliente atrás do outro. Fiz 17 massagens em algumas horas. Quanto mais eu fazia as massagens, mais me sentia bem. Muito mais do que a técnica, existe um aspecto pedagógico e didático que Tony tentou nos passar durante o curso. Sendo um massagista clássico de saúde e bem-estar e massageador esportivo da Federação Suíça de Atletismo, fui um apaixonado pela massagem e desejaria transformá-la em uma atividade secundária. Portanto, em Mednat 2004, no final de uma sessão, recebi os cumprimentos de uma cliente sobre minha abordagem metódica da prática e para mim isso representou uma grande satisfação.*

*Abraços e boa sorte.*

Philippe, França.

*... Para obter o meu certificado, eu pratiquei todos os dias, durante um mês, com o meu pai.*

*Sendo chefe de empresa, ele sempre está estressado, tem o sono leve e perturbado, apresenta problemas gástricos. No decorrer das massagens, todos os seus sintomas desapareceram. Há algum tempo, não o massageio, e os sintomas estão voltando. Realmente, penso que a massagem sentada tem virtudes para algumas manifestações físicas e psicológicas.*

Anne, França

*Bom dia,*
*Eu me interessei seriamente pela massagem já faz uns 12 anos, experimentei e aprendi várias técnicas diferentes. Além de suas inegáveis qualidades intrínsecas, a massagem sentada apresenta a vantagem de ser rápida e de acesso simples para as pessoas que desejam uma massagem sem ter tempo para isso. Além do mais, precisa apenas de aparelhagem limitada, sem óleo ou algo mais. De minha parte, gosto muito de viajar, e é uma técnica de massagem que realmente pode ser exercida em qualquer lugar e com grande simplicidade.*

*Carinhosamente,*

Joel, Bélgica

*A massagem sentada permitiu que eu me lançasse por minha conta. Acredito no serviço em domicílio (casual, na empresa, na casa), no valor agregado e na comunicação do bem-estar pelo toque estruturado ou por uma outra forma de comunicação.*

*Hoje, vou a lugares onde nunca pensei em ir e sou muito bem recebido como massagista... Para se lançar, o curso e a técnica de Tony Neuman são geniais, não hesitei em pegar minha cadeira para compartilhar essas massagens e ser pago. Seu livro é um bom apoio para se questionar e avançar.*

Bruno, França

*... Por enquanto estou apenas no começo do caminho... Além do prazer que sinto em fazer essa massagem, estou entusiasmada pela qualidade dos encontros que vivenciei. Descubro uma nova maneira de ir ao encontro dos outros, sem qualquer ambiguidade, para um momento de felicidade e de descontração compartilhada. Ver o rosto*

*radiante daqueles que se deixaram massagear já é em si uma real recompensa, e as trocas que vêm depois me enriquecem ao longo dos dias.*

*Para mim é o trabalho ideal!*

Agnès, França

*... A vida de um profissional Touch Line pode ser muito variada, quanto a mim, tenho a sorte de praticar o Amma sentado em um público amplo.*

*Até agora, meus melhores momentos acontecem em um C.A.T, um centro de ajuda aos trabalhadores deficientes. Quando me propuseram trabalhar com deficientes, hesitei um pouco por medo de não saber como reagir, no entanto, aceitei pensando que poderia lhes trazer bem-estar. Muitas vezes, rejeitados ou apontados com o dedo, os deficientes são muito generosos, por isso me desenvolvi completamente e estou convencido de trazer felicidade às pessoas que sentem falta do toque.*

*Lembro-me da primeira vez que fui ao C.A.T., massageei umas dez pessoas, todas foram receptivas ao Amma. No final do dia, enquanto começava a arrumar minha cadeira, percebi alguém meio escondido, de fato, tratava-se de Thierry, alguém tímido e cativante que eu tinha massageado à tarde. Ao vê-lo, perguntei-lhe se desejava uma segunda massagem e, claro, arrumei minha cadeira. Ainda que não tivesse muita comunicação verbal com ele, sei que lhe proporciono um verdadeiro bem-estar, e esse pensamento me acompanha desde então, para me encorajar a desenvolver o Amma. Thierry agora volta toda semana, sempre por último, para receber os seus 15 minutos de massagem. Essa primeira experiência com trabalhadores deficientes foi um dos primeiros bons momentos que o Amma me ofereceu e é um estímulo para continuar nesse caminho.*

*Desde então, ampliei meus serviços e trabalhei em inaugurações. Participei, por exemplo, do primeiro dia de uma loja de móveis, onde realizei mais de 20 Amma em um dia, pratiquei nas salas de esporte, nos asilos de idosos, nos shoppings centers...*

*Isso me permitiu criar uma clientela; agora vou com frequência aos domicílios para fazer as massagens.*

Benjamin, Bélgica

... Desde o meu estágio nos dias 24 e 25 de setembro, aqui estou com minha cadeira em Paris e depois em Nova York, onde moro na maior parte do tempo, oferecendo massagens a todos. Eu me formei, estou contente e toco as pessoas que nunca tinham feito uma massagem.

E então, há dez dias, fui com meu marido e dois outros amigos até a Amazônia venezuelana, ao sul de Caracas, em um pequeno vilarejo de choupanas à beira de um rio que serve para tudo, como banheira, para a pesca, para lavar roupa, louça e para as brincadeiras na água com as crianças. Cinco ou seis famílias moravam ali, em um canto dessa imensa região verde.

Fui até lá com a minha cadeira. Essas pessoas são da tribo dos yekuanas e são amigas de meu marido faz dez anos... Entre si, eles não se tocavam muito, então a ideia da massagem no começo os assustou um pouco. Isaias Rodrigues, o chefe do vilarejo, mesmo assim, experimentou e depois sua mulher e uma outra mulher... E eles estavam contentes! No aeroporto privado de Caracas e no vilarejo, também aproveitei para fazer massagem em meus companheiros. A única desvantagem para mim foi estar de botas naquele calor para oferecer as massagens. Pois essa atividade esquenta e muito!

Eu gostaria de compartilhar com vocês essa viagem da cadeira aos confins do mundo, para o prazer de espalhar o bom toque.

Mais uma vez, obrigada por esse belo curso e até breve.

Valérie, Amazônia

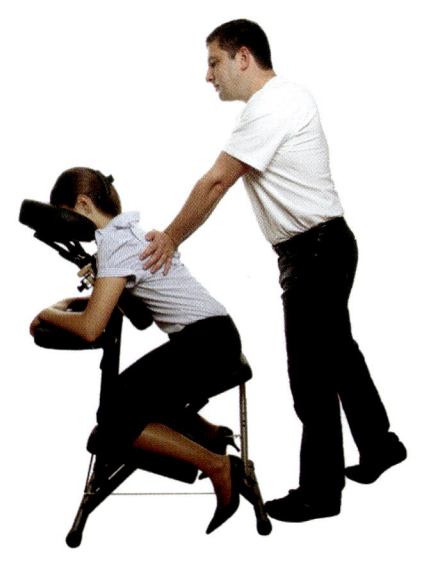

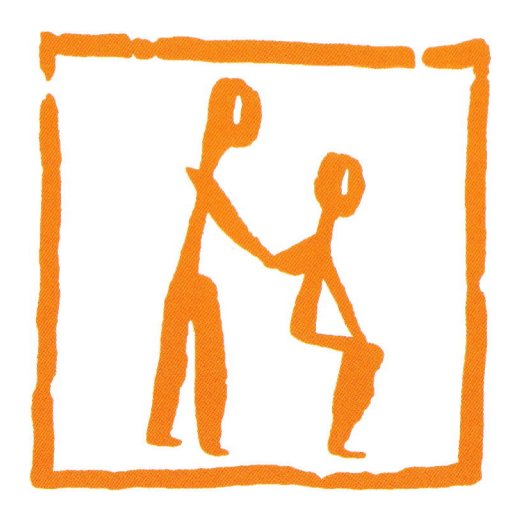

## Touch Line®

Você se interessa pela massagem sentada?
Deseja adquirir uma formação séria para você mesmo ou para uma utilização profissional?
Não hesite em entrar em contato:
Tony Neuman
Touch Line
CP 3170
Ch-2001 Neuchâtel

Tel.: (+41) 32 730 55 23
Fax: (+41) 32 730 56 29
E-mail: Tony@touchline.ch

Curso intensivo com uma duração de três dias.
Completado por horas de prática e um curso de *marketing*, esse curso pode resultar em um diploma:

"Certified Touch Line Practitioner".

---

**Nota do Editor**

A Madras Editora não participa, endossa ou tem qualquer autoridade ou responsabilidade no que diz respeito a transações particulares de negócio entre o autor e o público. Quaisquer referências de internet contidas neste trabalho são as atuais, no momento de sua publicação, mas o editor não pode garantir que a localização específica será mantida.

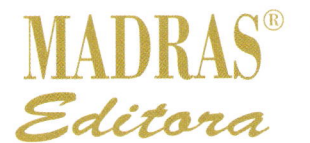

# MADRAS® Editora
## CADASTRO/MALA DIRETA

*Envie este cadastro preenchido e passará a receber informações dos nossos lançamentos, nas áreas que determinar.*

Nome _____
RG _____ CPF _____
Endereço Residencial _____
Bairro _____ Cidade _____ Estado ____
CEP _____ Fone _____
E-mail _____
Sexo ❏ Fem. ❏ Masc.    Nascimento _____
Profissão _____ Escolaridade (Nível/Curso) _____

Você compra livros:
❏ livrarias    ❏ feiras    ❏ telefone    ❏ Sedex livro (reembolso postal mais rápido)
❏ outros: _____

Quais os tipos de literatura que você lê:
❏ Jurídicos     ❏ Pedagogia     ❏ Business       ❏ Romances/espíritas
❏ Esoterismo   ❏ Psicologia    ❏ Saúde          ❏ Espíritas/doutrinas
❏ Bruxaria     ❏ Autoajuda     ❏ Maçonaria      ❏ Outros:

Qual a sua opinião a respeito desta obra? _____
_____

Indique amigos que gostariam de receber MALA DIRETA:
Nome _____
Endereço Residencial _____
Bairro _____ Cidade _____ CEP _____

Nome do livro adquirido: ***A Massagem Sentada***

Para receber catálogos, lista de preços e outras informações, escreva para:

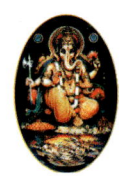

**MADRAS EDITORA LTDA.**
Rua Paulo Gonçalves, 88 – Santana – 02403-020 – São Paulo/SP
Caixa Postal 12299 – CEP 02013-970 – SP
Tel.: (11) 2281-5555 – Fax.:(11) 2959-3090
www.madras.com.br

# MADRAS® Editora

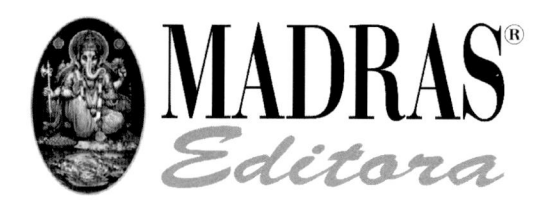

Para mais informações sobre a Madras Editora,
sua história no mercado editorial
e seu catálogo de títulos publicados:

Entre e cadastre-se no site:

**www.madras.com.br**

Para mensagens, parcerias, sugestões e dúvidas, mande-nos um e-mail:

*marketing@madras.com.br*

**SAIBA MAIS**

Saiba mais sobre nossos lançamentos,
autores e eventos seguindo-nos no facebook e twitter:

*@madrased*

*/madraseditora*